眼科光学一本通

眼科光学、屈光和接触镜知识精要

Last-Minute Optics：A Concise Review of Optics，Refraction，and Contact Lenses

（第 2 版）

U0197223

眼科光学一本通

眼科光学、屈光和接触镜知识精要

Last-Minute Optics: A Concise Review of Optics, Refraction, and Contact Lenses

（第 2 版）

原著：**David G. Hunter**

Constance E. West

主译：杨士强

北京大学医学出版社

YANKE GUANGXUE YIBENTONG：YANKEGUANGXUE QUGUANGHE
JIECHUJINGZHISHIJINGYAO DI 2 BAN

图书在版编目（CIP）数据

眼科光学一本通：眼科光学、屈光和接触镜知识精要：第 2 版 /（美）
亨特（Hunter，D.G.），（美）韦斯特（West，C.E.）著．杨士强译．
—北京：北京大学医学出版社，2016.4
　　书名原文：Last-minute optics：a concise review of optics，refraction，and
contact lenses，2nd ed.

　　ISBN 978-7-5659-1323-5

　　Ⅰ．①眼…　Ⅱ．①亨…②韦…③杨…　Ⅲ．①屈光学—问题解答
Ⅳ．① R778-44

中国版本图书馆 CIP 数据核字（2016）第 014784 号

北京市版权局著作权合同登记号：图字：01-2014-5302
Last-minute optics：a concise review of optics，refraction，and contact lenses，2nd ed.
David G. Hunter，Constance E. West.
ISBS 978-1-55642-927-9

眼科光学一本通：眼科光学、屈光和接触镜知识精要（第 2 版）

主　　译：杨士强
出版发行：北京大学医学出版社
地　　址：（100191）北京市海淀区学院路 38 号　北京大学医学部院内
电　　话：发行部 010-82802230；图书邮购 010-82802495
网　　址：http：//www.pumpress.com.cn
E-mail：booksale@bjmu.edu.cn
印　　刷：中煤（北京）印务有限公司
经　　销：新华书店
责任编辑：畅晓燕　袁帅军　　责任校对：金彤文　　责任印制：李　啸
开　　本：710mm×1000mm　1/16　　印张：9　　字数：165 千字
版　　次：2016 年 4 月第 1 版　　2016 年 4 月第 1 次印刷
书　　号：ISBN 978-7-5659-1323-5
定　　价：52.00 元

版权所有，违者必究
（凡属质量问题请与本社发行部联系退换）

译 者 的 话

  人眼是远比照相机复杂、精细的光学器官。在临床上，眼科面临的光学问题及其解决方式一直是临床眼科医生亟须了解，却又涉入不深的领域。Hunter 医生的专著 Last-Minute Optics 详细地介绍了临床眼科遇到的光学、屈光以及接触镜等各类问题。全书以问答的形式，解答了 223 例贴近临床的实际问题，几乎囊括了临床眼科可能遇到的所有情形，并且提供了大量临床实践技巧和窍门。译者在哈佛大学跟随 Hunter 医生研修时，受 Hunter 医生的委托，将本书第 2 版译为中文，希望能对国内眼科从业人员了解临床眼科光学有所助益。

杨士强

2015.3 于天津

译 者 简 介

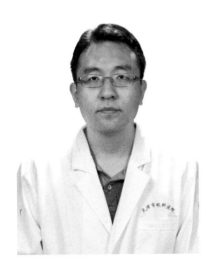

杨士强，医学博士，副主任医师，擅长儿童与成人斜视的微创手术矫正。在外展神经麻痹，伴有复视的斜视手术治疗中有较深入研究。从事斜弱视专业十余年，现工作于天津市眼科医院斜视与小儿眼科。2013年于哈佛医学院儿童医院眼科研修，成为首位在该院研修的中国大陆医生。2014年在美国斜视与小儿眼科年会做大会发言，成为首位在美国斜视年会做大会发言的中国医生。2011年 international fellow，跟随当代顶尖斜视与小儿眼科专家 Kenneth Wright 教授研修。2006—2007 年美国 Nova Southeastern University 视光学院访问学者。近年在《JAMA Ophthalmology》《中华眼科杂志》等国内外重要杂志发表临床论文多篇。主译《斜视手术策略与技巧》一书。

关 于 作 者

David G. Hunter，医学博士，波士顿儿童医院眼科首席专家及科室主任，哈佛医学院眼科副主任及教授。Hunter 医生在莱斯大学获得电子工程学学士和细胞生物学博士学位，在贝勒医学院获医学博士学位。他在哈佛大学附属麻省眼耳医院完成住院医师培训后，到约翰·霍普金斯大学威尔玛眼科研究所跟随 David Guyton 和 Michael Repka 两位医生接受小儿眼科的专科培训。Hunter 医生经常在全世界巡回演讲光学和屈光课程，培训眼科住院医师。他是美国斜视与小儿眼科协会会刊的主编（2006—2012 年），同时也是视觉和眼科学研究协会的副主席（2010 年）。他在临床和科研方面的研究方向是斜视和弱视。

Constance E. West，毕业于麻省理工学院，获得化学工程博士学位，之后在马萨诸塞大学医学院获医学博士学位。她在华盛顿大学完成了眼科住院医师培训，并于威尔玛眼科研究所完成小儿眼科的专科培训。她是辛辛那提大学眼科的副教授，也是俄亥俄州辛辛那提儿童医院医疗中心亚伯拉罕小儿眼病研究所眼科的科主任。她的临床研究主要集中在小儿眼病和成人斜视。

第 1 版简介

"光学枯燥！"

"光学无关紧要！"

"光学浪费时间！"

"我恨光学！"

多年来，每当我们的学生复习光学时，总会喊出上述的战斗口号。幸运的是，每当我们做完光学讲座后，这些口号就逐渐平息下来，至少转变为低声的喃喃自语。本书详述了我们讲座中所介绍的方法，我相信这些方法不仅能让光学易于理解和接受（有时可能很有趣），而且内容贴近临床，很实用。

对于眼科医生而言，光学和屈光学比以往任何时候都重要。因为患者需要快速恢复他们的视觉，而全面认识临床光学有利于医生帮助患者实现这一目标。屈光手术的发展需要仔细地理解屈光不正。如今，保险机构和投保人都需要这种结果测评——视力和患者满意度经常被作为测评的底线。避免潜在的光学和屈光错误并提高患者的满意度不仅让你获得帮助患者时的成就感，还可帮助你在激烈竞争的医疗环境中立于不败之地。

本书不是光学的全面论著，也不是多项选择题的答案纲要。我们的目的是简明地阐述与临床最相关的光学概念，帮助那些没有足够时间系统学习光学的眼科医生。我们采用问答的形式阐述，来帮助读者确定自己的薄弱环节，同时复习并巩固已经理解的知识点。我们建议读者先试着自行回答每一个问题，然后再读答案。如果你对和临床最直接相关的问题更感兴趣，为了进一步节约学习时间，你可以跳过那些计算题。当你阅读本书涵盖的那些我们认为是核心概念的内容，仅凭本书可能不足以解答你的所有问题，你可能需要参考一些相关的系统论著来针对你感兴趣的领域做更详细的讨论。

第 2 版简介

我们修订《眼科光学一本通》这部书的想法已经酝酿了数年。我们经常扪心自问："对于眼科医生而言，临床光学有哪些真正的改变？"几年来，这个问题的回答都是："变化不大"，甚至没有错误需要更正。唯一的改变是本书的作者之一（DGH）去了波士顿，我们都升职了。因此，本书的第 2 版一直没有出现。但是这些年，随着我们不断地修改光学讲座的内容，我们发现有一些新的领域需要探索——特别是屈光手术需要继续拓展和精进。

在创作第 2 版的过程中，我们回顾并修订了第 1 版的内容，取其精华。此外，我们还增加了新的章节介绍屈光手术，并提出了一些新问题。我们在书末新增加了一章让读者及时综合并概括所学到的内容，其目的是帮助眼科医生快速评估前来就诊的主诉与光学或屈光直接相关的患者。

我们希望读者能够喜欢《眼科光学一本通》（第 2 版）。我们依然不改初衷——以一问一答的形式明确学习目标，帮助读者快速掌握光学和屈光的核心要领。读者从本书获取的知识，不仅限于帮助读者通过一门考试，这是实实在在的光学，（绝大部分内容）来源于我们在实际临床工作中处理患者（姓名已做更改）的宝贵经验——希望读者通过这个途径成为更优秀的眼科医生。

目　录

图目录

表目录

1

基本原理

什么是透明物质的折射率（refractive index）？

透明物质的折射率是指光线在真空中的传播速度与在该物质中传播速度的比值。

什么物质的折射率小于 1.000？

光线在真空中传播速度最快，因此没有什么物质的折射率小于 1.000。

列出眼球各个组成部分和常用透镜材料的折射率。

见表 1-1。

表 1-1	
不同物质的折射率	
物质	折射率（N）
空气	1.00
水	1.33
房水	1.34
玻璃体	1.34
角膜	1.37
晶状体	1.42
有机玻璃（PMMA）	1.49
光学玻璃	1.52
高折射率晶体	1.6 ~ 1.8

什么是折射定律［斯涅耳定律 (Snell's law）］？

$$n \sin\varnothing = n' \sin\varnothing'$$

公式中，n 是物质的折射率，$\varnothing$ 是光线在该物质中与法线的夹角。通俗地讲，折射定律确定了光线从一个物质进入另一个物质时，折射（偏折）的程度。光线从低折射率介质进入高折射率介质时，向法线偏折。也可以这样考虑，高折射率物质对于光线而言更"硬"，光线穿过会更困难，因此光线会选择一条较短的路径。

另一个类比是，假设列队的士兵沿着柏油路面前进，柏油路旁是很高的草丛。随着一侧的士兵陆续进入草丛，他们的速度逐渐慢下来，于是，士兵的行进路线（光线）即向法线方向偏折（图 1-1）。

相反，当光线从高折射率物质进入低折射率物质时，则向法线相反方向偏折。

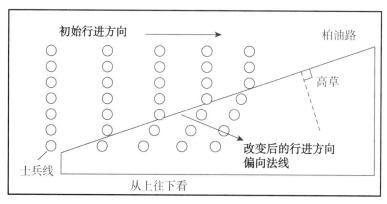

图 1-1 行进中的士兵类似于光线从低折射率物质进入高折射率物质

什么是临界角？临界角和折射定律的关系是什么？

当光线从一个高折射率物质进入一个低折射率物质时，光线向法线相反方向偏折（更趋向平行于折射表面）。"临界角"的定义为，当光线偏折后与法线夹角恰好为 90°时，入射光线与法线的夹角称为临界角。达到临界角时，光线方向与折射物质表面重叠，观察者从任何角度都不能看到该光线。折射定律可以计算任意两种物质之间的临界角。例如，计算玻璃和空气交界面的临界角时，将数值代入折射定律：1.52 sin $\varnothing$=1.00 sin90°。求解$\varnothing$，即得到光学玻璃的临界角为 41°。

什么是全内反射（total internal reflection）？它在眼科学中的重要意义是什么？

当入射光线的入射角度超过临界角，光线就不会发生折射，而是完全反射回高折射率物质，即全内反射。

在人眼中，从前房角发出的光线在泪液／空气交界面完全反射回眼球，于是前房角是不可见的。而前房角镜避免了全内反射这一现象。玻璃和塑料的前房角镜的折射率高于泪液和角膜，房角发出的光线经镜面（由 4 片 Goldman 前房角三棱镜组成）反射后间接可视化，或者经过 Koeppe 型前房角镜折射后直接可视化。全内反射现象还可应用于光导纤维光源和一些间接检眼镜的目镜镜片。

注意，如果角膜曲率很陡或者角膜很大，房角发出的光线到达角膜时可能小于临界角，房角可以直接被看到。例如，在一些有圆锥形角膜或者有明显"水牛"眼的患者中，可以直接观察房角。Koeppe 型前房角镜可将角膜／泪液／空气界面替换为树脂／空气界面；与此同时，还改变了原来界面的曲率半径，使得从房角发出的光线达到透镜／空气界面时，其入射角小于临界角。

试分析光的波动性理论（wave theory of light）和粒子性理论（particle theory of light）的差异。物理光学中采用哪一个理论？几何光学中又采用哪一个理论？

因为没有一个单独的理论可以描述光的所有特性，于是科学家们用不同的理论来描述光。当需要量化光的某一方面性质时，就可采用相应的某一理论。物理光学涉及光的波动和光量子（"颗粒"）的性质，而几何光学则将光作为光线并讨论其特征——虽然把光当作一条线是假想的概念，但这种假设在数学上非常有用。讨论光的波动性质时，需要具体研究光的频率、速度和波长特性。例如，当研究光的干涉和偏振现象时，就需要应用光的波动理论。

粒子或者量子理论涉及光能量和物质之间的相互作用。光的发射和吸收都是以一种不连续的能量"包"（光量子）的形式一份一份地进行。每一份光量子的能量直接正比于频率［能量 =（普朗克常数）×（频率）］。例如，荧光素吸收高能量的蓝色光，发射出低能量的黄色光。

海丁格刷（Haidinger's Brushes）和 Titmus 立体检查利用了光的什么基本特性？

偏振。"海丁格刷"是一个内视现象，在强光背景前旋转偏振滤光片，形成持续光刷。光刷看起来像一个以黄斑凹为中心的螺旋桨。Titmus 立体视检查和其他双眼视检查（更不用说全彩 3D 电影）都是利用线性偏振，目标物体的偏振方向互呈 90°。观察者佩戴偏振眼镜时，两眼镜片偏振方向也相互垂直。每个镜片只能允许一部分来自物体的偏振光线（polarized light）通过，形成一个物像；这样，不同的图像分别进入双眼，使双眼视物成为可能。

用一束垂直偏振光线将一个字母投射到屏幕上，再将一个偏振片置于光线路径上。如果水平放置偏振片，屏幕上的图像会怎么样？如果偏振片垂直放置，又会怎么样？

垂直偏振的光线会通过第二种垂直方向放置的偏振片，且实际上，光线不会有任何改变。但是，该光线会被水平方向的偏振片完全阻断。（这里假设光线是线性偏振，而不是圆形偏振。）

为什么偏振眼镜可以降低反射和眩光？

当光线散射（如蓝色的天空）或者反射（如汽车前挡风玻璃）时，会产生部分偏振光，产生偏振的轴向通常为水平方向。偏振太阳眼镜的镜片采用垂直偏振滤光片，从而阻挡了这部分水平方向偏振的反射和散射的光。一些汽车仪表盘、手机和寻呼机采用水平偏振的显示屏，当佩戴偏振太阳眼镜时，会很难看清显示屏。

抗反射镀膜（antireflection coating）应用的是什么光学现象？举出一些这种光学现象的其他眼科应用。

相干性和干涉现象。两列相互独立的光波从同一个点光源发出，然后相互重叠，光波的波峰相互叠加，产生最大光强度区域（相长干涉）。在其他区域，一列光波的波峰与另一列光波的波谷相叠加，光波消失（相消干涉）。这样形成的明暗区域交替出现，就称为干涉条纹。相干性用来描述两列光波相互干涉的能力。

抗反射镀膜的厚度为 1/4 波长长度。光线在空气 / 镀膜界面和镀膜 / 镜片界面上分别反射。一列反射光波的波峰与另一列反射光波的波谷相重叠，产生相消干涉。也就是说，如果从镀膜一面反射的光波恰巧是"波谷"，从镀膜另一面反射的光波即为"波峰"，那么总的反射光为零。不同波长的光所需的镀膜不同。当框架眼镜镜片具有抗反射镀膜时，这种复杂镀膜所引起的反射会产生多种颜色，像"彩虹"一样。

干涉滤光片只允许某一特定波长的光通过，在这一波长，产生相长干涉。干涉仪投射出两列相干光，从瞳孔某一点通过，重叠于视网膜，在视网膜上形成干涉条纹。由于光线在达到视网膜前没有任何图像生成，因而屈光介质的浑浊不会干扰视网膜像的形成。如果患者能察觉到视网膜上纤细的干涉条纹图像，那么提示该视网膜功能是完好无损的。

为什么理论上小瞳孔限制了最佳视力？

这是衍射现象。当光线遇到阻碍或者孔洞时都会轻度弯曲。孔洞的直径越小，衍射导致的光线弥散程度就越大。光线进入直径小于 2.5 mm 的孔洞（例如人眼的瞳孔）会产生明显的光线弥散，对视力有影响。

为什么天空是蓝色的？为什么日出和日落时，太阳是红色的或橘色的？

这是光散射（light scattering）现象。题目中的两种现象都和一种颗粒的存在有关——大气中的空气分子。当光线穿过地球大气层，遇到空气分子时，散射使得光线可以被"看到"（就好像充满烟雾的电影院内被投影光束照亮一样）。光散射的强度与波长的 4 次方成反比，因此短波长的光（蓝色光）散射得更多。当你中午仰望天空时，大量蓝色光散射进入你的眼睛，天空就呈现出蓝色。波长较长的光（红色光）继续沿着较直的路径达到地球，投射在你的周围，没有散射入你的眼睛。太阳呈轻度黄色，失去的主要是蓝色光的部分。

日出和日落时，到达你眼的光线已经穿过了整个大气层，并"丢失"了短波长的光；因此，你看到的是剩下的光——长波长的光（红色和橘色光）。

星状玻璃体病变（asteroid hyalosis）的患者为什么不会主诉视力下降？如果你需要观察星状玻璃体病变患者的视网膜，应该怎么做？（列举 3 种可行的方法）

患者很难察觉这一异常，并且视力减弱也极不常见。"星状物"（玻璃体内蓄积的钙皂）很小，但浓厚不透明，投射出诸多细小的阴影（本影锥），降低了到达视网膜光的总量。浑浊物还散射了一小部分光线，但是它不会降低视力，因为本影锥短小，不能达到视网膜。在检眼镜下的星状玻璃体之所以会像雪花一样浑浊一片、引人注意，是因为大量的光线被"星状物"反射至观察者的眼睛。

严重星状玻璃体患者视网膜检查时可使用荧光素血管造影。这样，由于黄–绿色的荧光"光源"存在于眼内，"尾状物"反射对于观测者来说就不再是个问题。激光扫描检眼镜采用"共焦"光学技术，该技术通过精确地选择焦深，可滤过几乎所有散射光。此外，超声波检查法，不依赖于光线，也可以用于检查视网膜。

光辐射测量（radiometry）和光度测量（photometry）是什么？它们的区别是什么？它们的计量单位分别是什么？

光辐射测量是测量光的总功率 [单位：瓦特（W）]。光度测量是测量光的亮度，根据眼睛对光的反应而定义。光度测定的基本计量单位包括坎德拉（candela）、流明（lumen）、勒克司（lux）、foot candles 等，可根据描述光亮度时的具体需要选择。

2

聚散度、透镜、物和像

聚散度（vergence）的定义是什么？什么是屈光度（diopter, 简写 D）？

　　聚散度是指从某一个点光源发出的一束光线的分散程度（或者是朝向某一点的光线的集合程度）。屈光度是指离开光线交汇点的距离 [单位：米 (m)] 的倒数。若光线聚合，聚散度是正的；若光线分散，聚散度是负的。

如果一个点光源位于 +7.00 D 透镜左侧 25 cm 处，该点光源的像（image）聚焦在什么位置？

　　聚焦在位于透镜右侧 33 cm 处。

　　U（入射光聚散度）+D（透镜屈光度）=V（出射光聚散度）。U=1/0.25 m=4（负数，因为光线是发散的）。（−4）+7=3。正的聚散度 = 集合的光线，因此，像位于透镜的右侧。出射光聚散度的倒数就是像的位置 1/3 D=0.33 m=33 cm。

分别计算图 2-1 中 A ～ F 点的聚散度（答案见图 2-2）。

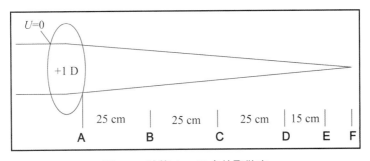

图 2-1　计算 A ～ F 点的聚散度

A 点　这一点是光线刚刚离开透镜时的聚散度。$U+D=0+1=+1.0$ D（注意光线一定是交汇于1/1 D=1 m以外），这是回答后面几个问题的关键。

B 点　这一点距离透镜0.25 m，或者距离光线交汇点1-0.25=0.75 m。因此，聚散度是1/0.75 D=+1.33 D（正数，因为光线是聚合的）。

C 点　1/（1-0.50 m）=+2.0 D

D 点　1/（1-0.75 m）=+4.0 D

E 点　1/（1-0.90 m）=+10.0 D

F 点　这是光线汇聚的一点。聚散度为无穷大。

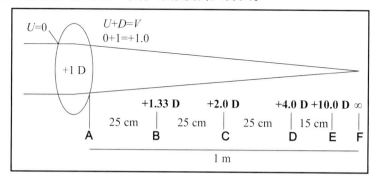

图 2-2　图 2-1 的答案

分别计算图 2-3 中像区域的 A ~ F 点的聚散度（答案见图 2-4）。

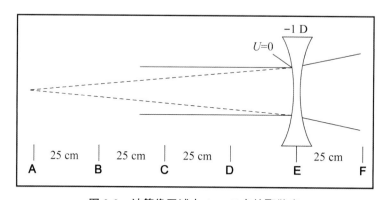

图 2-3　计算像区域中 A ~ F 点的聚散度

应用聚散度公式计算：$U+D=V$。平行光线离开透镜时聚散度为0+（-1）=-1。因此，光线交汇于1/1 D=1 m，且位于透镜左侧，A 点位于光线的交汇点处。

A 点　聚散度为无穷大。

B 点　1/0.25 m=−4.0 D（负数，因为光线是发散的）。

C 点　1/0.50 m=−2.0 D。

D 点　1/0.75 m=−1.33 D。

E 点　−1.0 D。由公式 $U+D=V$ [0+（−1）=−1] 计算得到。

F 点　1/1.25 m=−0.8 D

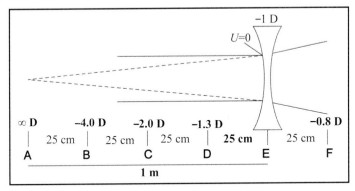

图 2-4　图 2-3 的答案

计算图 2-5 中 A、B 和 D 点的聚散度。C 值是多少？（答案见图 2-6）

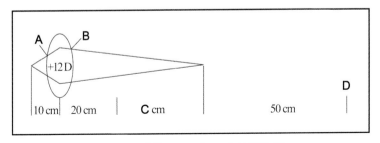

图 2-5　计算 A、B 和 D 点的聚散度

A 点　−10 D。到达透镜的入射光线聚散度为 1/0.1=−10（负数，因为光线是发散的）。

B 点　+2 D。$U+D=V$。（−1）+12=+2。

C 点　30 cm。从透镜射出的光线交汇于 1/2=0.5 m=50 cm 处。因此，"C"+20=50 cm，C 值为 50−20=30 cm。

D 点　−2 D。聚散度为负数（光线是发散的），并且距离交汇处 0.5 m（1/0.5=2.0）。

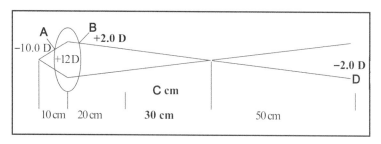

图 2-6   图 2-5 的答案

图 2-7 中，根据下列不同的 X 值，分别确定像的位置（答案见图 2-8）。

A．X=100 cm

B．X=50 cm

C．X=250 cm

D．X=12.5 cm

E．X=0.011 m

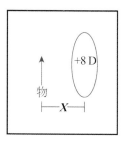

图 2-7   根据给定的 X 值，分别确定像的位置

A．14 cm。U=1/100 cm=1/1 m=−1 D（发散光）。$U+D$=（−1）+8=+7。1/V=1/7=+0.14 m =14 cm，位于透镜的右侧。

B．16.7 cm。

C．25 cm。

D．无穷大。（−1）/0.125 m=−8。$U+D$=（−8）+8=0。零聚散度 = 平行光线。

E．−1.2 cm。1/（−0.011）=−91。$U+D$=（−91）+8=−83。1/−83=−0.012 m=−1.2 cm（距透镜左侧 1.2 cm）。

如果图 2-7 中透镜的屈光度不是 +8 D 而是 –8 D，重新计算上述问题。

A．–11.1 cm ［–1+（–8）=–9；1/9=0.111 m=11.1 cm，位于透镜左侧］

B．–10.0 cm

C．–8.3 cm

D．–6.25 cm

E．–1.0 cm

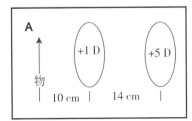
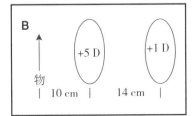
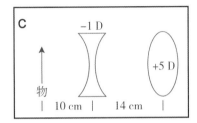

图 2-8　确定组合透镜中像的位置

在图 2-8A、B 和 C 所示的透镜系统中，像和物之间的距离分别是多少?

回答这些问题时，可以将组合的透镜分开，一次只考虑一个透镜，从左向右，依次计算。第一个透镜的像（"像 1"）是第二个透镜的物（"物 2"）。然后，计算第二个透镜像的位置（"像 2"），此时可忽略第一个透镜的存在。

A．在物的右侧 1.24 m 处。图 2-9 的步骤 1，根据 $U+D=V$ 可以计算出离开第一个透镜的光线聚散度为 –9 D。这意味着像位于第一个透镜的左侧 1/9=0.11 m=11 cm 处。像 1（步骤 1 中）成为物 2（步骤 2 中）。因此，在步骤 2 中（图 2-9），像 1（也就是物 2）离第二个透镜的距离为 11+14=25 cm。进入第二个透镜的光线聚散度为 1/0.25 m=–4 D。根据 $U+D=V$，可知离开第二个透镜光线的聚散度为 +1，则第二个透镜的像位于第二个透镜的右侧 1/（+1）=1 m 处，或者说到物 1 的距离为 1.24 m。

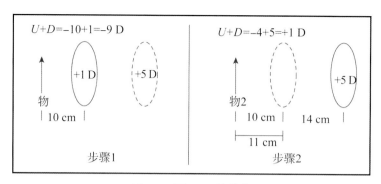

图 2-9　图 2-8A 的答案

B. 在物的左侧 29 cm 处（图 2-10）。第一个透镜的像位于其左侧 20 cm 处。这个像（"像 1"）成为第二个透镜的物（"物 2"，步骤 2）。像 1（也就是物 2）到第二个透镜的距离为 20+14=34 cm。第二个透镜的"U"为 1/0.34= −2.9 D。离开第二个透镜的光线聚散度为（−2.9）+1=−1.9 D。像 2 位于第二个透镜的左侧 1/（−1.9）=0.53 m 或 53 cm 处，或者说位于初始物的左侧 53−24=29 cm 处。

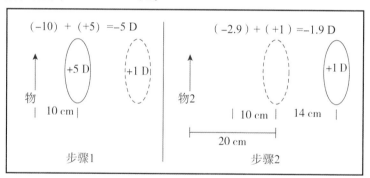

图 2-10　图 2-8B 的答案

C. 位于初始物的右侧 1.64 m 处（图 2-11）。像 1（或物 2）位于第一个透镜左侧 9 cm 处，或者位于第二个透镜左侧 9+14=23 cm 处。则光线离开第二个透镜时的聚散度为（−4.3）+5=+0.7 D。像位于第二个透镜右侧 1/（+0.7）=1.4 m 处，或者说位于物 1 的右侧 1.4+0.14+0.10 =1.64 m 处。

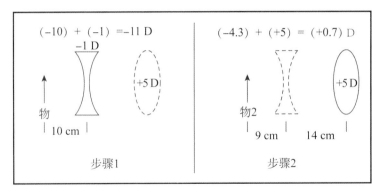

图 2-11　图 2-8C 的答案

假设你在吃花生酱果冻三明治，不小心将一大块半球形光滑的苹果果冻掉在眼镜上。果冻的折射率为 1.33。半球形果冻的曲率半径为 25 mm。那么，果冻 / 空气界面的屈光力是多少？

应用公式，

$$D_S = \frac{(n'-n)}{r}$$

公式中，球形表面的屈光力用屈光度表示。在这个例子中，n'=1.33，n=1.00（空气的折射率），r=0.025 m。这样，屈光力为 13.2 D。屈光力是正的，因为高折射率的介质（半球形果冻）是凸起的表面。

假设在夏威夷，你潜水之前戴上了水下呼吸器，你还随身带了一个 +20 D 玻璃透镜。潜水时，你想戴上这个透镜，这样能刚好看清楚近处一条鱼身上的鱼鳞。那么，+20 D 透镜在水下的屈光力是多少？假设你用的是理想的薄透镜。

根据前文所述，我们知道空气的折射率为 1.00，玻璃为 1.52，水为 1.33。薄透镜的屈光力正比于透镜和介质的折射率之差。由于透镜曲率半径没有改变，因此可不需要将其带入在公式中。

$$\frac{D_{空气}}{D_{水}} = \frac{+20}{D_{水}} = \frac{n_{透镜} - n_{空气}}{n_{透镜} - n_{水}} = \frac{1.52 - 1.00}{1.52 - 1.33} = 2.74$$

因此，$D_{水}$=$D_{空气}$/2.74=+7.3 D。[该透镜在水中只有 1.8 倍的放大率（假设在水下的参考距离为 25cm），而该透镜在空气中的放大率有 5 倍——见第 13

章中关于放大率的计算方法]。

当评估透镜系统时，如何区分实像（real image）和虚像 (virtual image)？

实像总是在透镜的同侧，是由实际的光线形成的像（出射光线）。虚像是假想光线延伸进入到实物的区域形成的像。区分实物和虚物也是同样的道理。

一个 +5 D 透镜的焦距是多少？次焦点（secondary focal point）的位置在哪里？"次焦点"指的是什么？

焦距是指从理想薄透镜到每一个焦点的距离。焦距以米（m）为单位，是透镜屈光度的倒数。在本例中，焦距为 1/5 D=0.2 m 或者 200 mm。当一个发光物体位于透镜的主焦点位置时，光线从透镜射出后为平行光线。平行的入射光线通过透镜交汇于透镜的次焦点。上述例子中，透镜的次焦点位于透镜右侧 200 mm（20 cm）处（假设光线是来自于左侧）。

透镜的几何中心（geometric center）是什么？重力中心（center of gravity，简称重心）是什么？光学中心（optical center）又是什么？如何找到这些中心？这些中心之间有什么联系？

透镜的几何中心是先假想一个包围透镜的矩形，这个矩形的中心即为透镜的几何中心。透镜的重心是指透镜上的某一点，将铅笔笔尖置于这一点时，可以将透镜平衡在笔尖上（如果你有超乎常人的耐心和稳定性，那么这是确定透镜重心的一个方法）。透镜的光学中心是指透镜上的某一点，透镜对这一点折射的光线没有三棱镜效应。如果是没有叠加三棱镜片屈光度的透镜，要确定透镜的光学中心，将透镜置于焦度计上，调整焦点，直到可以清晰确定焦度计上目标的中心，当你水平或者垂直移动透镜的时候，可以看到焦度计上目标随之移动。调整透镜的位置，直到目标的中心恰好位于目镜十字线的中心，此时即确定了透镜的光学中心。透镜的光学中心、几何中心和重心之间显然没有任何相关性。对于眼科医生而言，只有光学中心是重要的。

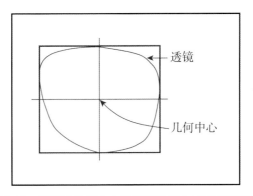

图 2-12　透镜的几何中心对于眼科医生而言并不重要

3

模型眼

图 3-1 显示的是什么（答案见图 3-2）？填充图中缺失的数值。最著名的模型眼（model eye）是什么？

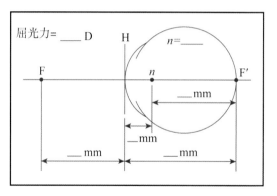

图 3-1　填充缺失的数值

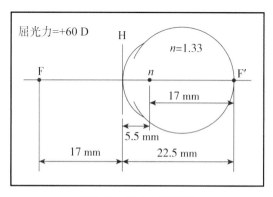

图 3-2　图 3-1 的答案

因为简化模型眼（reduced schematic eye）比其他更复杂的模型眼易于使用，同时对于几乎所有涉及计算的问题，都保持了足够高的精确度，所以简化的模型眼被应用于很多光学问题。该模型只有一个屈光面、一个结点和一个主平面（等值面）。简化眼的屈光度为 60 D，眼轴长为 22.5 mm，前主焦距从角膜测量为 17 mm，结点位于角膜后 5.5 mm。注意，这使得结点位于视网膜前 17 mm，这个数值对于计算视网膜像的大小很有帮助（见 Goldman 视野计问题）。简化眼的屈光介质折射率为 1.33。

关于眼光学系统的模型还有很多种，其中最著名的是 Gullstrand 设计的模型眼，他也是迄今为止，唯一获得过诺贝尔奖的眼科医生。他的模型眼比简化模型眼更复杂一些，有两个主平面和两个结点。我们认为，记住 Gullstrand 模型眼的各项数值不是很重要，只要知晓其与简化模型眼在原理上的区别即可。

在简化模型眼中，为什么结点（nodal point）和主平面不重合？

眼内更高的折射率将结点"拉"向后方。

如果简化模型眼的屈光力为 +60 D，并且如果屈光作用"发生"在主平面（principal plane），那么为什么视网膜不是位于主平面后 1/60=17 mm？为什么我们要重视主平面？

眼球的前焦点是从主平面测量，而后焦点与视网膜重合，是从结点测量的。这样，前焦点位于主平面之前 1/60=17 mm 处，而后焦点位于结点后 17 mm 处，在主平面后 5.5 mm 处依次排列。当你做任何光线追迹研究，或者需要知道来自某一近处物体的光线进入眼球时的聚散度，都需要注意主平面的位置。

Goldman 视野计检查时，一名正视眼（emmetropia）患者正注视一个测试斑。视野计上测试斑的高度是正视眼患者视网膜上测试斑（像）高度的多少倍？

测试斑距离角膜 33 cm（330 mm）。采用简化模型眼和相似三角形：

$$\frac{物}{像} = \frac{330}{17} = 19.4$$

即视野计上测试斑高度大约是视网膜上测试斑高度的 20 倍（图 3-3）。

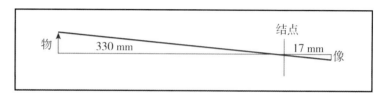

图 3-3　Goldman 视野计上物和像的高度

注意，从技术上讲，我们应该把从角膜到眼球结点的 5.5 mm 加到物的距离上；然而，考虑到测试斑离眼球的距离较大，这 5.5 mm 与眼球至测试斑的距离相比是很小的，不会产生显著的影响（加上这个距离会得出 335.5/17=19.7）。

假设视盘的直径为 1.7 mm，那么投影至距眼球 2 米外的屏幕时，盲点（blind spot）的直径是多少？

参考图 3-4 的示意图。

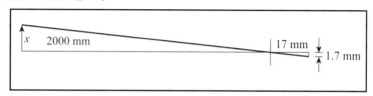

图 3-4　视盘投影至垂直屏幕后，盲点的直径

应用相似三角形原理，1.7/17=x/2000。移项，得到 x=（1.7/17）2000=200 mm 或 20 cm。一般来说，我们可以应用公式：

$$\frac{物的高度}{视网膜像的高度}=\frac{物至结点的距离}{17 \text{ mm}}$$

当硅油（silicore oil）注入正常的有晶状体眼，并维持在眼内时，会发生什么样的屈光不正（refractive error）？

眼内的前三个界面维持了它们对眼球总屈光力的贡献，但是晶状体后表面对屈光力的贡献改变了。首先应考虑正常有晶状体眼：晶状体的折射率是 1.42，玻璃体的折射率是 1.33。因为具有高折射率的物质的界面形状是凸的，晶状体的后表面具有正屈光力。

玻璃体切割并填充硅油后，玻璃体腔置换为硅油，硅油的折射率为 1.4034。这样，晶状体后表面依然具有正屈光力，但是比以前屈光力小了。一般情况下，眼球会失去 5 ～ 7 D 的正屈光力，使得眼球向远视偏移。

当硅油注入一个无晶状体眼时，屈光状态会发生什么样改变？

典型的无晶状体眼会具有 10 ～ 12 D 的远视，那是因为失去了晶状体正屈光力的贡献。

通常情况下，角膜的后表面具有负屈光力。然而，当硅油接触角膜的后表面时，由于硅油的折射率（1.4034）高于角膜（1.37），角膜后表面改为正屈光力。这个增加的正屈光力部分弥补了已失去的晶状体的正屈光力，最终导致屈光误差为 4 ～ 6 D 远视。

如果人工晶状体 (intraocular lenses，IOL) 和硅油同时应用时，分析眼的屈光状态。

首先，如果眼睛患有白内障要摘除眼球并植入人工晶状体，且可能使用硅油，那么人工晶状体的材质、设计和屈光力均需谨慎选择。人工晶状体的样式和材料要首先考虑。应尽可能避免硅胶人工晶状体。应选择新月形或者凹 - 平样式的人工晶状体（这种类型的人工晶状体全部或者绝大部分的屈光力集中在前表面），这样当从眼中取出硅油时，人工晶状体的屈光力的改变最小。

另一个需重点考虑的因素是确保超声测量的准确性。如果采用超声测量，由于声波在硅油中传播的速度慢，就要做修正抵消这种误差。有些测量仪器可以自动选择硅油眼以修正误差，有些是需要手动修正的。

一旦获得准确的眼轴长度，因为硅油的折射率（1.4034）高于玻璃体（1.33），所以计算人工晶状体屈光力时也应将这个因素考虑进去，来做相应的调整。对于正常大小的眼球，应在所得人工晶状体屈光度的基础上再加 3 D。

4

视力测量

测量"小孔"视力（pinhole acuity）时，采用多大直径的孔洞最佳？

最佳直径为 1.2 mm。过大的孔洞不能中和屈光不正，而过小的孔洞会明显增加衍射，并且降低眼球的进光量。测量高度屈光不正（>5 D）时，需先用一个透镜矫正主要的屈光不正，再用小孔检查，来获得最佳的潜在视力。

视力的三个主要类型是什么？以弧秒（seconds of arc）为单位，每一类视力的正常阈值是多少？

最小可见视力：在白色背景上，发现不同大小黑点出现和消失时的视力——1 ～ 10 弧秒。

最小分离视力：通常称为最小辨识视力、认读视力或常规视力。可辨识视标的特征时的视力——30 ～ 60 弧秒。

最小空间分辨视力：超视力（例如，游标视力）。确定两个或者更多可见视标的相对位置（例如，线段的中断）的视力——3 ～ 5 弧秒。

国际标准视力表上 20 号的"E"视标是指在 20 米处能看到的视标，它的尺寸是多少？该视标提供的视角是多少？同样视角的朗多环形视力表（Landolt chart）中"C"视标的大小是多少？

标准视力表上 20/20 的"E"视标高约 9 mm，"E"字的每个"脚"长约 2 mm。"E"字提供 5 分视角；"E"字两脚之间的空隙提供 1 分视角。

朗多环形视力表上的"C"视标提供 5 分视角，高约 9 mm，"C"字开口的间隙高约 2 mm（1 分视角）。

如何测量近视力?

可采用斯内伦视力表(Snellen chart)[英寸或者厘米(cm)]、耶格近视力表(Jaeger chart)或点状视力表,测量时应固定某一个测试距离,一般为 14 英寸(35.56 cm)。若有屈光不正,则需矫正。

测量不识字的儿童视力有哪些方法?

- 对光瞬目反射
- 对视动性眼震刺激的反应
- FFM/CSM [注视(fixes)、跟随(follows)和维持(maintains),或者对视(central)、稳定(steady)和维持(maintained)]
- 条栅视力卡(Teller 视力卡,选择性观看)
- 图形视标(Allen 视标,LEA 视标,幼儿园视力表)
- 字母视标(HOTV 视力表,标准视力表,朗多环形视力表)
- VEP(视觉诱发电位)
注意,只有 VEP 不需要受检者作出反应。

不识字成年人测量视力的几种方法?

- 数字
- 标准视力表
- 朗多环形视力表
- 条栅视力卡

疾病以外可能降低视力测量结果的部分因素?

- 未矫正的屈光不正
- 旁中心(偏心)观看
- 对比度降低
- 瞳孔过大(>6 mm)或过小(<2.5 mm)
- 年龄过小或老龄
- 大瞳孔降低视力是由于彗形像差和球面像差的增加所致。小瞳孔减少了这些光学像差,但是增加了衍射。

美国法定盲（legal blindness）的定义是什么?

虽然（美国）各州对驾照的视力要求不同，但是对于法定盲的定义是一致的。法定盲患者双眼中较好的那一只眼的最佳矫正视力小于或等于 20/200，或者虽然视力好，但较好那只眼的视野直径小于或等于 20°。

请介绍糖尿病视网膜病变早期治疗研究（Early Treatment of Diabetic Retinopathy Study, ETDRS）应用的视力表。为什么大量研究都采用这个视力表作为测视力的结果?

ETDRS 远视力表（visual acuity charts）（或称为 Ferris-Bailey 视力表）采用斯隆同等难度（字母笔画粗细一致）的视标（字母表中的所有字母不一定都有同等难度）。每一行有 5 个字母，字母之间的距离等于该行字母的大小。视标高度按几何关系逐渐减小，每行下降 0.1 log 单位视力。视力每下降或提高三行（15 个字母），即对应视角加倍或者减半，这样不仅有利于将视力用数学的方法比较，在心理物理学方面测量也更准确（图 4-1）。

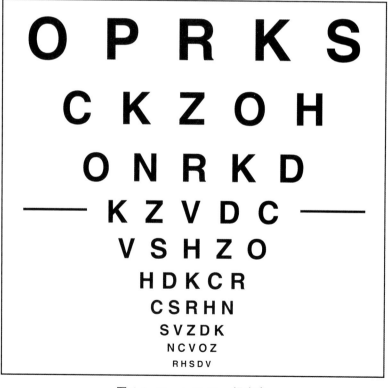

图 4-1　Ferris-Bailley 视力表

当患者无法看清标准斯内伦视力表时，如何测量视力？

最精确的方法是将患者移近视力表，并记录看到视标时患者所处的位置。因为通常诊室的视力表是从 20/100 跳跃到 20/200，再跳跃到 20/400，所以将患者移近视力表可以更精确地衡量患者视力。例如，一名患者在 5 m 处看到 30 大小的视标（5/30），换算为 20 m 标准视力表，相当于 20/120 的视力。但如果按照标准测量方法，站在 20 m 处，视力的测量结果可能为 20/200，即低估了患者的视力。如果不能测量视力表视力时，那么可在某一距离上，测量数指、手动或者光感（包括或不包括光定位）也可满足临床需要。

如何评估对比敏感度（contrast sensitivity）？

测量对比敏感度时要保证最佳屈光矫正，并且室内照明正常，瞳孔应处于自然状态（不扩瞳）。患者看到正弦波变化的条栅，其对比度逐渐降低（Vistech 对比度表）。测试患者能够确定条栅方向的最低点（阈值）。将该点描记在对比敏感度图上相应位置，分别描记一系列不同空间频率条栅下的对比度阈值。这个检查也可以应用特殊设计的字母视标（Pelli-Robson 对比度表）。

5

验光和处方配镜

轴性近视（axial myopia）和屈光性近视（refractive myopia）的区别是什么？

　　轴性近视，眼球的屈光力是正常的（约 +60 D），但是眼球过长。屈光性近视，眼球的屈光力过强（高于 +60 D），而眼球长度正常。这两种情况都可导致焦点位于视网膜前（图 5-1）。

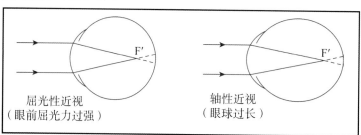

　　　　　　　　　　图 5-1　近视的类型

屈光性远视（refractive hyperopia）和轴性远视（axial hyperopia）有区别吗？

　　有区别。轴性远视，眼球的屈光力正常（约 +60 D），但是眼球太短。屈光性远视，眼球的屈光力太弱（低于 +60 D），而眼球长度正常（无晶状体眼是一个极端的例子）。这两种情况均将焦点推移到视网膜后（图 5-2）。

24

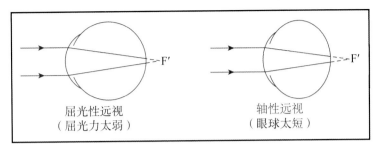

图 5-2　远视的类型

一名患者在过去 4 个月中近视增加了 –2.00 D。导致其获得性近视 (acquired myopia) 的可能原因是什么？请考虑各个年龄组。

获得性屈光不正背后可能潜藏着危及视力甚至生命的状况，细致地鉴别诊断可以帮助你分辨。获得性近视按原因可以分为屈光性和轴性两组。

导致眼球屈光力增加的因素：
- 晶状体核或形状改变（曲率增加或者折射率增加）
  ○ 白内障
  ○ 糖尿病
  ○ 早产儿视网膜病变（ROP）
  ○ 晶状体圆锥
- 晶状体位置改变（晶状体有效屈光力增加）
  ○ 睫状肌移动
    » 孕期毒血症
    » 药物（托吡酯，氯噻酮，磺胺类药物，四环素，碳酸酐酶抑制剂）
  ○ 晶状体自身移动
    » 晶状体前异位
    » 晶状体向周边异位，将屈光力更高的周边部分移动至屈光通路
- 睫状肌张力（增加晶状体曲率）
  ○ 抗组织胺药
  ○ 缩瞳剂
  ○ 过度调节（法学院和医学院的学生易发生）
  ○ 验光（refraction）技巧不当（雾视不充分）
- 角膜屈光力增加（角膜曲率增加）
  ○ 圆锥角膜

导致眼轴长度增加的因素：
- 先天性或者发育性青光眼
- 后巩膜葡萄肿
- 原发性进展型近视
- 巩膜扣带

请分析获得性远视的一些可能原因。

这也可以分为屈光性和眼轴性两种原因。
屈光性原因（减弱眼球屈光力的因素）：
- 晶状体缺失
    - 无晶状体眼
    - 严重的晶状体脱位
- 重新植入的晶状体（人工晶状体）
    - 晶状体后移位
- 调节力弱
    - 张力性瞳孔（Adie 综合征）
    - 第三脑神经麻痹
    - 外伤
    - 药物（氯喹，吩噻嗪类药物，抗组织胺药物，苯二氮䓬类，大麻）

眼轴性原因（将视网膜向前推移的因素）：
- 中央视网膜严重病变
- 脉络膜肿物（脉络膜黑色素瘤或视网膜血管瘤）
- 眶内占位压迫眼球后极

先天性散光（congenital astigmatism）或获得性散光（acquired astigmatism）的可能原因有哪些?

散光可继发于：
外部因素
- 肿物（例如：皮样囊肿，脂肪瘤，睑板腺囊肿，前眶肿瘤）
- 上睑下垂

由角膜或角巩膜引起
- 圆锥角膜

- 翼状胬肉
- 透明角膜边缘变性
- 角膜 Terrien 边缘变性
- 单纯角膜散光

由晶状体引起
- 圆锥晶状体
- 晶状体偏心［异位——例如马方综合征（Marfan's syndrome）］
- 睫状体肿瘤
- 裂晶状体（畸形）
- 单纯晶状体性散光

注意：视网膜疾病不会产生散光，只会出现扭曲的和非散光性的视物模糊。

Monte McGoo 是一名 22 岁的绘图员，双眼 –22.00 D 近视。他嫌自己的眼镜又厚又重，外观不好看。你可以给他提供什么帮助？

首先，确认患者是否需要所有的负镜度数；做麻痹睫状肌验光。当然，你可以讨论选择角膜接触镜（contact lenses）或屈光手术。但是，如果患者不能采用这些治疗，那么就采用一些其他方法让镜片轻薄一些。最重要的是建议采用高折射率材料的镜片——高折射率材料意味着在同样屈光度情况下，透镜的曲率可以更小，这样镜片的周边就会更薄。较小的镜框也可以起一定作用，因为镜片随着到光学中心距离的增加会逐渐增厚。

还有一些方法更加细微，在某些病例也可能有用：如果镜片前表面的基弧很陡峭（这会增加正屈光度），就需要镜片的后表面产生更多负镜度数；因此，较平坦的前表面基弧可以缓解这个问题。磨镜师还可以将镜片的边缘磨成斜角并抛光，再帮助患者选择合适的框架，将厚的镜片边缘隐藏起来。

你竭尽全力为一名 27 岁女性验光配镜后，她复诊时主诉远距离视觉（distance vision）不佳，尤其是在晚上。你给她重复验光，但得到完全一致的结果。患者不适的可能原因有哪些？

可能导致夜近视（night myopia）的因素：
- 夜晚光亮度降低，瞳孔开大，光线投射到晶状体的周边，光折射的程度更大（正球像差）。这导致物像前移至玻璃体腔内，产生了近视的效果。大瞳孔还可导致不规则散光。

- 验光时的距离是小于无穷远的，患者是按 6m（20 英尺）验光。这样，不管近视还是远视，都给患者留下了 1/6 D（0.167 D）的近视欠矫。可以增加一点近视屈光力（–0.25 D）避免这个医源性因素。
- 低亮度水平时，光谱敏感度向短波长偏移（Purkinje 位移），于是色像差（见下文讨论）将焦点前移，也产生近视。
- 当黑暗来临，失去调节的目标，无法"固定"调节，患者可能由于过度调节而"雾"视自己。

试描述高度数正镜片（high plus-powered spectacles）会带来的一些问题。

- 高度正球镜片可产生环形盲点（如无晶状体眼）。当患者眼球转向一侧，去注视侧方的一个物体时，感觉物体似乎消失了。因为眼球转向一侧时，环形盲点游动至中央，所以无晶状体眼患者会感觉他们的眼周边视力很差。这一结果是透镜的三棱镜效应导致的。
- 枕形失真（物像的周边放大率大于物像的中央放大率）
- 过度放大物像
- 重量
- 费用

一名患者总抱怨他的眼镜易发雾，变脏。分析一些可能的原因，并提出补救方法。

框架可能太紧了，导致空气循环不畅。应调整倾斜度，减少镜架与皮肤的接触，增加镜眼距离。一些框架过大，摩擦眉毛，或者贴靠在脸颊上时，可改为较小的框架。如果眼镜经常发雾（例如，屠夫可能抱怨进出冷藏柜时眼镜发雾），可改为树脂镜片，树脂镜片比玻璃镜片导热性差。医学方面因素也可能增加上述问题的发生：溢泪可能引起镜片雾（fogging of glasses），脂溢性皮炎可促进脏物和油渍沉积在镜片上。

经过仔细的验光试镜后，你的父亲（一名电子工程师）花费 475 美元，配了他 15 年来的第一副眼镜。在收到新眼镜戴上的第一时间，他给你打电话抱怨："我的眼睛就像要被从我的脑袋吸出来一样。"你该怎么办？

患者对镜片的设计或镜片位置细微改变后不适应。他们描述这种感觉的方式多种多样，感觉眼睛要被吸出来是其中的一种描述方式。此时，应检查镜片光学中心的位置，看是否产生三棱镜效应，检查子镜片顶点高度，校准镜架，比较新镜片和旧镜片的基弧，比较前柱透镜和后柱透镜。详见第18章《优秀的医生，蹩脚的光学：不满意的患者》。

给你的一位供应商验光配镜后，她戴着新配的眼镜来复诊，抱怨戴镜时的视力还不如在你诊室试镜时的视力。可能的原因有哪些？如何补救？

检查配镜处方是否填写正确，镜眼距离是否有明显的改变。可能的原因是试镜时镜片倾斜程度和处方配镜后镜片倾斜程度不同，也可能是你验光不准确，或者没能按照"无穷远"来矫正视力。详见第18章《优秀的医生，蹩脚的光学：不满意的患者》。

一名患者打电话抱怨说，你给她按照原来眼镜验配的备份眼镜不如原来眼镜戴着舒服；这时，你应考虑哪些原因？

镜片屈光度误差，光学中心间距的改变，柱镜形式（前后环曲面），镜架大小，镜片倾斜度，基弧，顶点类型／高度。详见第18章《优秀的医生，蹩脚的光学：不满意的患者》。

Mom 先生打电话说，他 18 个月大的儿子，不愿意戴你配给他的眼镜。你该怎么办？

首先应确认 Mom 先生充分理解你给他儿子戴眼镜对于他儿子视力发育及眼位维护的重要性。也许是 Mom 先生不愿意他儿子戴眼镜，所以他不努力让儿子去适应眼镜，或者他只是找个借口，不再让儿子戴眼镜了。幼儿配镜的镜框经常偏大，尤其是鼻梁扁平的幼儿。要给患者父母介绍专门给儿童配镜的视光师。儿童戴眼镜的过程是艰苦的，父母应该有经常更换眼镜的思想准备。

如果一个远视的儿童，虽经常给予鼓励，但仍不愿意佩戴眼镜，那么可使用药物短期麻痹其睫状肌，缓解其过度的调节，让他感受到视力的提高。如果他仍然不愿意戴眼镜，但戴眼镜对于他又十分重要的话，可能需要短期固定手臂强制戴眼镜，或者可以等几个月再做尝试。依可碘酯也是一个选择，尤其是在配镜治疗屈光性斜或者调节性斜视的时候。

Whiner 女士拿着两副双光眼镜（bifocal glasses），抱怨说："医生，我戴你给我配的这副新眼镜时看不了书。"她旧眼镜的度数是 +2.00–2.00×090 OU，下加 +2.50 D。她新眼镜的度数是 +0.75–1.50×090 OU，下加 +2.50 D。原因是什么？

在你用负镜度数增加看远视力时，你忘记调整近用屈光度了。看近时，原镜片等效球镜为 +3.50 D，新镜片等效球镜为 +2.50 D。她的新镜片看近下加度数少了 +1.0 D。反过来讲，当你增加下加度数时（看近视力更好），也会给患者带来麻烦，因为这缩短了她的阅读距离。但是在上述的例子中，你是增加了该女士的看近工作距离。还有，记得检查下加镜片的类型和新眼镜片的高度。详见第 18 章《优秀的医生，蹩脚的光学：不满意的患者》。

一名 24 岁职业棒球选手不能耐受接触镜。他抱怨说，戴新配的眼镜时，有明显的眩光和反光，但旧镜片没有这些问题。为什么他会遇到这些问题？

如果没有畏光的眼部病变，他可能是受过度的照明或多光源的照明所困扰，如棒球场上使用的探照灯。他可能会告诉你，他能注意到镜片表面的反光。你可以试着改变光源和眼睛之间的角度，方法是让配镜技师缩短镜眼距离或者改变镜片倾斜度。最简易的解决方法是给镜片加抗反射镀膜。见第 18 章《优秀的医生，蹩脚的光学：不满意的患者》。

如果患者不喜欢高折射率的眼镜，那么原因可能是什么？

虽然高折射率镜片比常规树脂镜片更薄、更轻，但是它的像差更大，尤其是在度数较高时。当从镜片光学中心以外区域去注视一个白点时，周围会有蓝色或黄色的"尾影"或阴影。另外，透镜提供的清晰视觉区域也会缩小。

49 岁女性，首次配戴双光眼镜，抱怨戴镜时走路不稳，经常趔趄。评价这名患者时，你可考虑哪些情况？

一些患者就是不愿意戴双光眼镜，因而会找各种借口拒绝配戴。其中，仅管有些人裸眼视力很差，但他们宁愿不戴眼镜，也不佩戴双光眼镜，尤其难以适应的是直分界整体双光镜片，因为下加屈光占据整个下方视野。你可建议患者看脚下的时候，弯曲脖子，下颌内收，从镜片的远视区看，而不是通过下加镜片区域看。这样，将阅读和看远分开，她会更容易适应，也就是说，"开车和走路"用单视镜片区域，"阅读"用下加镜片区域。

虽然渐进下加镜片外观上更好看，但它在中央清晰区域之外会导致大量不规则散光。此外，当患者从一侧转头到另一侧时，物体看起来感觉在"游动"。

在住院医师培训期间，你学习到视网膜检影镜（retinoscope，简称"检影镜"）通常的工作距离为67cm（距患者），假如近期你因为发生意外，胳膊不能伸直，检影镜工作距离只能是50cm。那么在中和50cm工作距离时，如何做出调整以获得患者看"无穷远"的屈光结果？为什么这样调整？

在胳膊发生意外之前，我们减去 +1.50 D（也就是往负镜方向增加 1.50 D），意外之后，我们应减去 +2.00 D。中和时，患者的眼睛聚焦在检影镜的观测孔（患者眼睛的远点位于我们检影镜的观测孔），也就是检影镜距离患者 0.67 m（胳膊发生意外前）或者 0.5 m（胳膊发生意外后）处。为了将这个远点移动至无穷远，应从中和的结果中减去 1/0.67=1.50 D（胳膊发生意外前）；如果是在胳膊发生意外后，则应减去（1/0.50=2.00 D）。

一名 25 岁的会计丢失眼镜后来就诊。他在幼儿时期做过先天性白内障摘除手术，后来因为圆锥角膜做了角膜移植手术，又发生了严重的 HSV 角膜炎、长期过敏性结膜炎和便秘。一只眼瞳孔开大且形状不规则，另一只眼瞳孔直径为 4 mm 且形状同样不规则。裸眼视力为双眼 20/400 OU，但是小孔视力可提高至 20/30 OU。检影镜因反光而很难观测，因此检影检查帮助不大。此时该怎么做？

- 应注意观察光反射中央区。采用装备高亮卤光源的检影镜。如果需要，可移近患者（记着调整工作距离）。
- 考虑自动验光仪。但是，很可能会得到不准确的结果，或者验光仪测不出数值。
- 将你估计的最可能的屈光度置入自动验光仪，包括一些可能的散光，做主观调整；从大的球镜跨度（0.75 D）开始，用高度数的 Jackson 交叉柱镜。当视力只有 20/400 时，小跨度的球柱镜发生改变，但此时患者不能察觉。

- 尝试戴接触镜后验光。大部分的屈光不正可能是来自不规则散光。
- 考虑裂隙片（stenopeic slit）验光（见下一问题）
- 不要用电视上介绍的激光小孔眼镜作为处方，虽然它可以提高视力，但是阻挡了太多的光线，损失了周边视力，所以不做推荐。

描述裂隙片的特性，以及如何将其应用于验光。

裂隙片是增大的小孔，有助于确定主观散光，尤其是当检影光带不清（瞳孔太小，屈光介质不清）时。很少有眼科医生采用这一技术，但是介绍这一方法似乎成了这个行业的一个惯例。

在裂隙片后加适当球镜片，将施图姆圆锥（Sturm conoid）移至视网膜附近。然后，转动裂隙片直到患者获得最佳视力。如果转动裂隙片时，视力没有改变，说明你恰好将最小弥散圆投射至视网膜——轻微改变球镜度，再次尝试。改变球镜度，直至物像最清晰（位置 1）。这个球镜片将垂直于裂隙片的焦线移至视网膜（注意是总球镜度）。现在，将裂隙片旋转 90°（位置 2），增加或减少球镜度（两种可能都有）直至物像最清晰；记录其在十字线的水平和垂直方向两个位置的数值，并转换成屈光度（见第 8 章《散光》）。这就是子午线的屈光矫正。

注意，裂隙片得出的结果是屈光力十字线，不是带轴向的十字线。例如，假设估计的球镜为 +9.00 D，加上裂隙片，将其转动至 165°（位置 1）；又加了 +1.00 D 后获得最佳视力，此时总屈光度为 +10.00 D。现将裂隙片转至 75°，增加 4.00 D 负镜片后获得最清晰物像。于是，屈光力十字线为 +10 D 在 165° 经线，+6 D 在 75° 子午线。矫正镜即为 +10.00–4.00×165（或者为 +6.00+4.00×75）。当然这个结果还需要根据主观感觉做精细调整。

裂隙片验光的一个重要的缺陷是，裂隙片必须准确地置于瞳孔中央；否则当裂隙片转动时，患者很容易感觉到物像清晰度的改变。即使是很配合的患者，也很难一直维持这个位置（即裂隙片对准瞳孔中央）。

你放假在家，你姐夫讲了 2 个小时关于他以前的验光经历。最后他问，他是否可以做准分子激光。因为他还想到曾经有个医生发现他有"散光"。你如何仅通过观察他的眼镜，大致评估他的屈光状态？

首先，你可以将眼镜放在一个物体前，来回移动镜片，观察物体是"顺动"（近视）还是"逆动"（远视），来判断近视或者是远视。物像放大（远视）或缩小（近视）的程度可帮助你估计镜片的屈光度。现在透过镜片观察一个圆形物体。如果物体变得椭圆，说明患者有散光，椭圆拉长的方向为负柱镜的轴向。如果有重度的散光，你最好不要过于期待准分子手术的理想结果。检查镜片的下半部分时，看是否有放大和周边变形，如果有，说明他戴的是渐进镜片。最后，将镜片置于一条平线前（例如柜顶的边缘），检查是否有水平或者垂直的三棱镜度。请记住，不论你检查的结果如何，如果你建议他考虑手术，那么以后的每次家庭聚会，他可能都会不停地讲述手术所有细节和术后不满意的结果。

Caesar Free，47 岁，以前为正视眼，有癫痫病史，在你的诊室抱怨双眼突然视力模糊，并且轻度疼痛。屈光检查发现双眼均为 4.5 D 的近视。为什么双眼突然发生近视？

虽然，癫痫病是一个主要考虑因素，但其他原因也要考虑进去。已有报道，托吡酯可能引起突发性近视，并增加眼内压。近视的两个可能机制为：①虹膜晶状体隔前移；②睫状体水肿，导致睫状小带张力松弛，晶状体凸度增加。晶状体前移将眼球的次焦点"拉"入玻璃体腔（详见第 6 章《透镜效力和镜眼距离》）。晶状体凸度增加，也会导致相应的近视，因为这增加了眼球的正屈光力。睫状肌麻痹药物对这种近视（和急性青光眼，后者也可能发生）有很好的效果。

6

透镜效力和镜眼距离

什么是镜眼距离（vertex distance）？这个概念为什么重要？

严格地讲，镜眼距离是从角膜前表面到光学矫正镜片后表面的距离。对于高度数的框架矫正眼镜（≥ 5 D），镜眼距离尤为重要，因为透镜效力（lens effectivity）随着镜片与眼睛距离的改变而改变。它还影响放大率和矫正散光时引起的物像扭曲。

如何测量镜眼距离？

用镜眼距离测量器（如测距仪）测量镜眼距离最准确。测距仪的测量从镜片的后表面开始至闭合的眼睑结束。刻度尺中已经将眼睑的厚度（2 mm）考虑进去了——可以直接从仪器的刻度尺上读出镜眼距离，也可以从患者侧面做简易的测量，持一把刻度尺贴着眼镜来估测距离。对于新的眼镜处方，综合屈光检查仪一侧的镜面和刻度可以用来测量镜眼距离，通过旋转综合屈光检查仪中央的旋钮调整额托的位置来矫正综合屈光检查仪上的镜眼距离。

为什么远视的患者总是将眼镜滑向鼻子尖端？

当镜片移远时，不管是凸透镜还是凹透镜，都会增加眼睛对看远的正屈光力作用，因为镜片的远点随着镜片的移动被拉远。这是为什么呢？记住，用镜片矫正任何屈光不正时，仅需让镜片的焦点与眼球的远点重合（当这个镜片置于眼镜平面时）。远视者的远点在眼球的后面。如果眼镜平面上的凸透镜的正屈光力太弱（远视矫正不足），镜片的焦点在眼球远点的后面。将镜片前移就相当于将镜片的焦点前移至更靠近眼球的远点（相当于镜片的屈光作用更强了）。因此，这个例子中的远视患者是矫正不足的。

　　近视者的远点在眼球的前面。将凹透镜前移，也就是将镜片的焦点移到眼球远点之前（镜片再次有过度的正屈光力，不足的负屈光力）。如果将镜片滑向鼻尖会减小凹透镜的负屈光力，那近视者为什么要这样做呢？答案是额外的正屈光力对于看近有帮助。

　　所有的近视者和高度远视者（将镜片滑向鼻尖）都会增加看近时的有效正屈光力；低度远视者，近处视标的位置和相应的镜片焦距是一个影响因素且有效的正屈光力可能会（或不会）增加。

一名患者戴 –10.00 D 框架眼镜近视全矫，镜眼距离为 10 mm。

A. 如果框架眼镜距离眼球 20 mm，则需矫正的度数是多少？

　　这是一个标准的镜眼距离问题，可画出眼球和镜片，找到眼球的远点。记住患者是近视者，远点应在眼球前。远点位于透镜前 1/10=0.1 m=100 mm，或者说位于眼球前 110 mm（对于这类问题，将"m"转换为"mm"更易于计算）（图 6-1）。

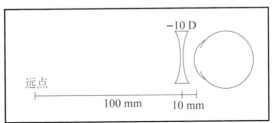

图 6-1　镜眼距离问题的答案——第一步

　　既然你知道了远点的位置，那么就可以忘掉镜架原来的位置（因为那个数值只会把你弄糊涂）。为了强调这一点，我们重新绘制上图（图 6-2）。

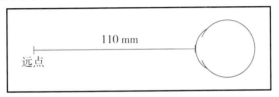

图 6-2　镜眼距离问题的答案——第二步

　　新的镜片位于眼球前 20 mm，即距离远点 110–20=90 mm。所需的镜片屈光度为 1/0.090 m=−11.1 D。

B．如果镜片移动至镜眼距离为 5 mm，会怎么样（需要多少屈光度）?

−9.5 D。（110−5=105 mm；1/0.105=9.5 D）。

C．软性接触镜（软性隐形眼镜）需要矫正的屈光力是多少?

−9.0 D。（1/0.110=9.1 D；最接近可用屈光力是 −9.0 D）

D．如果镜片移至眼球前 10 cm，则需要镜片屈光力是多少?

−100.0 D。（110−100=10 mm；1/0.010=100 D）。

如果前述问题中的患者为 +10.00 D 远视，会怎么样?（回答问题 A ~ D）。

在这个病例中，远点在镜片后 1/10=0.1 m=100 mm 处，或者在角膜后 100−10=90 mm 处（图 6-3）。

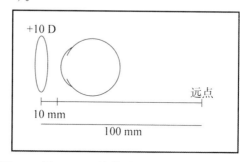

图 6-3 用 +10.0 D 镜片时的镜眼距离问题的答案

A．+9.1 D。眼球前 20 mm 处的透镜，距离远点 90+20=110 mm，因此需要的屈光力为 1/0.110 m=+9.1 D，最接近的可能屈光力为 9.0 D。

B．+10.5 D。90+5=95 mm。1/0.095=+10.5 D。

C．+11.1 D。1/0.090=+11.1 D，最接近的可用屈光力为 11.0 D。

D．+5.25 D。100+90=190 mm。1/0.19 m=+5.25 D。比较这个结果与近视者的差异。

你是一名戴 –5 D 框架矫正眼镜的近视者，你和你的助手 Gilligan 被困于一个小岛。不幸的是，Gilligan 打碎了你的眼镜（眼镜的镜眼距离是 11 mm）。你仅有一个 –55 D 的赫鲁比透镜（Hruby lens）（前置镜）可用，这个透镜是 Gilligan 放在行李箱内保存下来的。

A. 将这个透镜置于你眼前多少厘米处可以完全矫正你的屈光不正？

首先，确定你的远点位置。远点在眼前 211 mm 处（图 6-4）。新镜片的屈光力为 –55 D，这意味着它的焦点距离镜片 1/55=0.018 m，或者说焦距为 18 mm。为矫正屈光不正，透镜的焦点应与眼球的远点重合。因此，镜片应距离眼球远点 18 mm，或者在眼前距离眼球 211–18=193 mm（或 19.3 cm）。

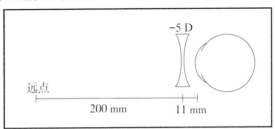

图 6-4 受困船长（你）的远点

B. 这样矫正屈光后，为什么你不能读出视力表中 20/20 那一行？

问题在于放大率。这个矫正透镜和眼球共同组成了一个倒置的伽利略望远镜，其目镜约为 +5 D（近视眼球的"误差镜头"），物镜为 –55 D，放大率为 5/55 ≈ 0.1 倍。这样，当你聚焦时，20/20 那一行仅为正对你眼睛正视时视角的 1/10。因此，可获得的最佳远视力仅约为 20/200（假设该眼球其他方面正常）。类似的道理，非常高度的近视患者，即使没有其他病理改变，很可能也无法通过眼镜读出 20/20 那一行。

这个放大效应给屈光外科医生带来了好处，因为对于近视患者，通过将矫正平面从眼镜平面移动至角膜平面，自动增加了物像的放大率，所以最佳矫正视力在这类患者中得到了改善。与之相反，对于非常高度的远视患者，屈光矫正手术后，将矫正平面从眼镜平面移动至角膜平面，最佳矫正视力会轻度下降。

7

调节、老视和双光眼镜

什么是调节（accommodation）？ 如何描述一个人的调节能力？

眼睛可以通过睫状肌收缩增加晶状体的凸度，从而增加总的屈光力。为了叙述简便，假设这个增加的正屈光力产生在角膜平面。

- 近点是当最大限度调节时，视物最清晰的一点（与视网膜共轭）。注意，近点的距离是从角膜开始计量，单位是 cm 或者 m。（和远点相比，近点是当调节完全放松时，与视网膜共轭的一点。近视眼的远点在无穷远和角膜之间，而远视眼的远点是在眼球后面的某一点。）
- 调节幅度是眼球调节可以达到的最大屈光度。注意，描述的单位是屈光度。
- 调节范围是受检者可以调节并维持视觉清晰的一段线性距离。注意，这是用两个点之间的线段来描述的，两个点都是从眼球开始测量，单位是 cm 或者 m。

如何测量调节幅度？

调节幅度是通过让患者最大限度地调节以看清近处的视标来定量。为了测量准确，患者需要遮挡一只眼，在最佳的位置上进行屈光矫正（看远）；缓慢地将视标移动至眼前，同时鼓励患者尽量保持聚焦看清视标。通常，视标在一个直刻度尺或者 RAF（Royal Air Force）尺上滑行，尺上有屈光度（D）和厘米（cm）的刻度。当患者不能再保持聚焦视标时，记录下这一点。同样方法测量另一只眼。

测量调节力弱的患者之前，你必须预加一个 +3.00 D 球镜再进行测量，这样可以将远点移到一个可以进行测量操作的某一距离。如果你加了一个 +3.00 D 球镜，记着从你测量的调节幅度结果中减去 3 D。

正常的调节力是多少？需要按照数据表验配双光眼镜吗？

根据已发表的调节力数据表，人在 40 岁时调节力约为 6 D，44 岁时约为 4 D，60 岁时约为 1 D。有一些数据表和公式指导配镜，但是通常它仅提供一个起始点。

验配双光眼镜的正规步骤需要考虑患者的需要和首选焦距。这个焦距给出了调节力和所需的下加度数的总和。例如，如果首选焦距是 33 cm，那么下加度数就是 +3.00 D。现在分别测量每只眼睛的调节幅度，让患者阅读时使用一半的调节幅度，将剩下的一半置于双光眼镜，作为下加度数。

在实际操作中，我们没有时间去测量每个老视患者的调节幅度，但是对于一些特殊病例，要考虑这个过程。例如，若患者对是否需要配双光眼镜有疑问（如 35 岁视疲劳患者），或者对新配的近视眼镜不满意，或者对由于药物、外伤或其他疾病带来的调节功能不全表示忧虑时，需测量调节幅度。如果上述方法不适用，也可以这样估计调节幅度：当患者看熟悉的阅读材料（例如报纸）时，选择下加度数，将其加在看远屈光矫正度数上。记得要考虑患者的其他需求，例如在中度距离上看电脑显示器。

某个周五下午 5：30 在你的诊室，你接到一名 18 个月大患儿母亲的电话，你早晨刚看过这个患儿。她说孩子在发热并且烦躁，面部潮红。你认为可能发生了什么事？如何处理？

患儿可能是阿托品中毒（atropine toxicity）反应，可能是因为你早晨给他用的散瞳药水，或者是你开具的阿托品药水在患儿体内吸收。虽然有一些儿童比其他儿童更敏感，但这是毒性反应（抗胆碱药物过量），而不是体质特异或者过敏反应。其他症状和体征包括口唇干燥、脉搏加快和恶心。这个病例的关键是患儿"烦躁"。因为这可能是一个严重的中毒反应，你需要让患儿及时来就诊或者就近就诊，以便更准确评估。如果是严重的药物过量，那么支持疗法（包括全身擦洗物理降温、插入导尿管避免尿潴留、吸氧治疗轻度呼吸抑制）通常是足够的。但是，反应严重时，则可能需要静脉注射毒扁豆碱或者气管插管治疗呼吸抑制。毒扁豆碱的初始剂量是儿童 0.5 mg，青少年 2 mg。一旦发生严重的阿托品全身吸收不良反应时，可催吐，并口服毛果芸香碱（反复服用 5 mg 直至口唇湿润）以缓解症状。

睫状肌麻痹剂的副作用有哪些?

所有睫状肌麻痹剂可以引起精神状态改变,包括幻觉、共济失调、语无伦次、心神不定、过度活跃、方向障碍和(或)惊厥发作。(这些)全身反应的副作用常见于婴幼儿。一些专家建议幼儿用睫状肌麻痹药物后 4 小时内不要喂食,因为可能发生进食不耐受。服用莨菪碱、高浓度的硫酸环戊酮(2%)和后马托品(5%)时最容易伴发中枢神经系统表现。谨记,要根据年龄调整剂量,使用可以达到目的的最小浓度的散瞳剂。例如,新生儿,选用散瞳剂的商品名为"CycloMydril",含微量硫酸环戊酮(0.2%)和去氧肾上腺素(1%)。学步的、学龄前的和那些虹膜色素颜色深的儿童需要较强的、浓度较高的散瞳药。谨记,去氧肾上腺素经常与其他药物合用,但是它自身没有麻痹睫状肌的作用——它是拟交感(神经)药物,仅用于扩瞳。你应该有能力解释患者所用药物组合的理论根据。

远视的 4 种类型是什么?

1.绝对远视(absolute hyperopia)。不做睫状肌麻痹,患者看远清晰时所需的最小正球镜度数。

2.显性远视(manifest hyperopia)。不做睫状肌麻痹,患者维持看远清晰所能接受的最大正球镜度数。

3.条件远视(facultative hyperopia)。这是绝对远视和显性远视之间的差异。

4.隐性远视(latent hyperopia)。这是显性远视与麻痹睫状肌后测量的远视之间的差异。

一名患者需要 +1.00 D 看远。验光显示他最多能耐受 +2.00 D,而睫状肌麻痹验光显示 +5.00 D。那么此患者的绝对远视、显性远视、睫状肌麻痹后远视、条件远视和隐性远视各为多少?

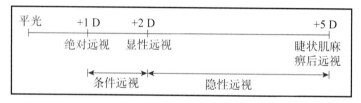

图 7-1 远视的类型

这个问题通过绘图来描述答案就很清晰了（图 7-1）。

- 绝对远视 =+1 D
- 显性远视 =+2 D
- 麻痹睫状肌后远视 =+5 D
- 条件远视 =2−1=+1 D
- 隐性远视 =5−2=+3 D

一名叫 Lisa 的正视眼儿童，调节幅度为 50 D。

A．Lisa 的调节范围是多少？

无穷远至 2 cm。调节范围是以距离定义的。未调节时，她聚焦在无穷远，即她的远点。最大量调节时，她聚焦至 1/50=0.02 m=2 cm，即她的近点（图 7-2）。

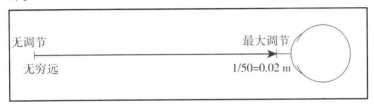

图 7-2　患者 Lisa 的调节范围

B．患儿的表兄，Prentice S. Rewel，为 +8 D 远视，调节幅度为 20 D。当不戴眼镜时，他的近点和调节范围是多少？

Prentice 必须使用 8 D 的调节幅度才可聚焦至无穷远，使用剩余的 20−8=12 D 看近。因此，他的近点距离角膜 1/12=0.083 m，而不是 1/20=0.05m。他的调节范围是从无穷远至 8.3 cm（图 7-3）。

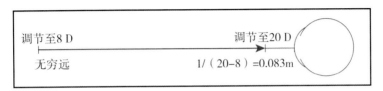

图 7-3　患者 Prentice 不戴眼镜时的调节范围

C. 当 Prentice 佩戴 +8.00 D 眼镜后，他的近点和调节范围是多少？

在这个情况下，Prentice 不需要使用任何调节幅度看远，因此他可以应用全部 20 D 调节看近。于是近点的结果是 1/20=0.05 m。调节范围是从无穷远至 5 cm。

注意，这又一次证明了屈光度的非线性变化。也就是说，增加了 8 D 的可用调节力，但仅增加了 3.3 cm 的调节范围。

D. 患儿的妈妈，Frenella Prism 女士，为 15 D 近视，调节幅度为 10 D。她戴镜和不戴镜时的调节范围分别是多少？

戴镜时：调节范围是从无穷远至 10 cm。不戴镜时：6.7 ~ 4.0 cm。

戴镜时，Frenella 在调节放松时可聚焦至无穷远；当最大调节时，她聚焦至眼前 1/10=0.1 m=10 cm。

不戴镜时，近视和远视的情况是完全不同的（图 7-4）。未矫正的近视，其远点不能达到无穷远——其调节过程类似于赛跑时领跑一样。Frenella 的例子中，她未矫正的 15 D 近视相当于内置了 15 D 的调节幅度。这样，她未戴眼镜时能看清楚的最远点为 1/15=6.7 cm。调节时产生的 10 D 叠加在 15 D 已经内置的调节力上，那么她的近点为 1/25=0.040 m=4 cm。

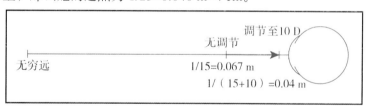

图 7-4　女士未戴矫正眼镜时的调节范围

E. 患儿的祖父，Conrad F. Sturm 先生，未戴眼镜时，调节范围是从 20 cm（远点）至 15 cm（近点）。他的远用矫正屈光力是多少？

当调节放松时，Sturm 先生聚焦至 20 cm 处（他的远点）。远点距离的倒数为 1/0.2 m=5 D。若忽略镜眼距离，他的远用矫正屈光力为 –5 D（图 7-5）。

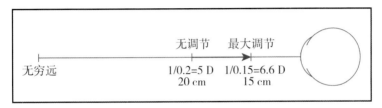

图 7-5　Sturm 先生的调节范围

F. Sturm 先生的调节幅度是多少？

为了看清眼前 15 cm 处，正视眼需要 1/0.15=6.6 D 的调节力。当 Sturm 先生不戴眼镜时，他已经内置了 5 D 的调节，因此，只需调节 6.6–5.0=1.6 D 即可看清 15 cm 处。这也是他尽力能看清的最大距离，所以他的调节幅度为 1.6 D。

G. Sturm 先生戴镜后的调节范围是多少？

无穷远至 62 cm。当他佩戴 –5 D 矫正眼镜并放松调节时，可聚焦至无穷远。当他用全部 1.6 D 调节幅度时，可以看清 1/1.6=0.62 m=62 cm。那么，他阅读时需要下加屈光力。

列举调节不足的原因。

- 晶状体改变：正常老视（presbyopia）
- 重度屈光不正：隐性远视
- 调节不足
  - 全身因素
    - » 口服药（副交感神经阻断药物、酚噻嗪类药物、镇静剂、氯喹）
    - » 唐氏综合征（Down's Syndrome）
    - » 伴随的全身疾病（甲状腺功能减退、严重贫血、重症肌无力、糖尿病）
    - » 患脑炎或脑膜炎
  - 间接因素
    - » 肿瘤
    - » 颅脑创伤
  - 局部因素

> » 强直性瞳孔
> » 散瞳药物
> » 眼外伤

一名 21 岁大一学生在期末考试前一周去你的诊室就诊，症状为突发间歇性内斜（intermittent esotropia）伴远视力模糊。你的诊断是什么？做什么检查能确定该诊断？如何治疗？

调节痉挛。当他内斜时，检查瞳孔是否缩小。向患者解释病情，缓解其紧张情绪；建议他多看远处，不要持续近距离工作，以放松调节；如果需要，可以验配阅读 / 双光眼镜。睫状肌麻痹药物也有助于缓解调节痉挛。

讨论针对从未佩戴过眼镜患者的早期老视的处理。

进行睫状肌麻痹后试验，再做显性验光和睫状肌麻痹验光。了解患者的需要，关注患者的焦点（阅读）距离、工作性质和美观方面影响。分析并比较单一镜片矫正和双光眼镜矫正；通常仅矫正显性远视的单一镜片就足够了（但只是暂时的！）。如果配双光眼镜，须提示患者当他学会放松调节并适应下加屈光后，可能需要再次更换眼镜。

一名 41 岁男性近视患者（他近期离婚了，留着山羊胡子，穿金戴银）想配接触镜（第一次配）。在仔细地对他进行睫状肌麻痹验光后，你的验光师配给他 –10.00 D 很贴合的日戴型软性接触性，远视力可达到 20/15，并仔细交代了注意事项，患者也表示理解。几天后，他回来了，勃然大怒。他为什么这么生气？

因为他看近不清楚了。针对他的情况应讨论的问题是，当近视患者矫正镜片移近眼球时，增加了看近调节的需要。可以计算这部分改变的调节需要量，但是实际上，了解这个最终结果更重要。

即使不进行数学计算，应理解为什么患者戴接触镜和框架眼镜会产生不同的调节需要。远处物体发出的光线是平行的，当光线到达镜片或者接触镜时，聚散度都是零，因此，戴接触镜和框架眼镜效果都是一样的。但是，近处物体发出的光线就不平行了——光线是开散的（负聚散度），因此看近时，患者须提供更多的正屈光力来中和这个过多的负聚散度。那么，到达角膜的负聚散度是多少呢？这取决于此时戴框架眼镜还是接触镜。物体发出的光线到达框架眼镜镜片和接触镜表面的聚散度是不一样的。将镜眼距离和聚散度考虑进去后，光线直接到达并通过接触镜比光线通过框架眼镜镜片再到达角膜表面的负聚散度更大。这样，近视者戴接触镜比戴框架眼镜需要更多的调节力。反之，远视者戴框架眼镜需要的调节力更大。

　　一个快速的方法可以帮助你记住：近视患者在阅读时会遇到更多的麻烦，因为这时他的眼睛会聚合，以致视线从镜片的光学中心偏鼻侧的位置通过。框架眼镜就提供了一些内三棱镜效应来帮助集合光线（详见第16章《三棱镜和复视》）。当移开框架眼镜镜片时，没有了三棱镜效应的帮助，患者戴接触镜阅读时会更费力。而对于远视者来说恰恰相反：三棱镜效应相比于调节效应是次要的，因此更容易解决看近的问题。

什么是渐进多焦点眼镜（progressive addition lenses，PALs）？如何为一名要佩戴渐进多焦点眼镜的患者提供专业的建议？

　　渐进多焦点眼镜在镜片前表面有一个逐渐增加正屈光力的通道，相当于产生了变焦双光作用。虽然没有分界线影响外观，但它会带来明显的不规则外围散光。特别是对高屈光力的渐进多焦点眼镜的散光干扰非常明显。一些眼镜技师似乎很难调整渐进镜片子镜片的"分节高度"，尤其是一些容易变形的镜框。已经习惯传统双光眼镜的患者最难以接受渐进多焦点眼镜的物像扭曲。新诊断的老视患者需要较低的下加屈光力，最容易适应渐进多焦点眼镜。渐进多焦点眼镜有很多不同的品牌和镜片配置。"硬性"设计的渐进多焦点眼镜拥有较宽的看近区域和较大的外围色差，而"软性"设计的渐进多焦点眼镜的看近区域较窄，外围色差较小。如果患者对第一个设计不满意，可以建议他尝试另一种眼镜（可能会更贵）。

8

散光

什么是施图姆圆锥（sturm conoid）？

自点光源发出的光线，经过散光透镜构成的三维形态，称为施图姆圆锥。施图姆圆锥包括透镜的边界、两条焦线和最小弥散圆。散光眼（astigmatic eye）具有两条焦线，而不是一个远点。

什么是最小弥散圆（the circle of least confusion）？

当光线穿过一个球柱镜（散光透镜）时，不再聚焦至某一点，而是依次聚焦至两条焦线上。每一条焦线与产生该焦线的柱镜屈光力作用的经线方向一致。透镜的平均屈光力称为等效球镜，对应一个焦平面，该焦平面位于两条焦线中间（以屈光度定量，而不是距离）。在这个平面上，光线在各个经线上的模糊程度相同，这个位置称为最小弥散圆。之所以称之为圆，是因为它的周长是由圆形瞳孔的孔径确定的。

图 8-1 中各图分别代表什么类型的屈光不正？

图中标出了眼球焦线的位置：a．复合近视散光，b．单纯近视散光，c．混合散光，d．单纯远视散光，e．复合远视散光。

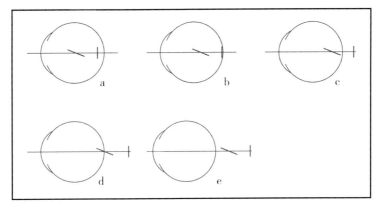

图 8-1 指出各个类型屈光不正的名称

什么是顺规散光（"with-the-rule" astigmatism）？

顺规散光是用90°正柱镜矫正或者180°负柱镜矫正的散光（也就是说，眼球垂直经线更陡）。光的轴向不需要精确地位于90°或者180°；向两侧偏向20°以内的，都为规则散光；超出这个范围的，为斜轴散光。顺规散光和逆规散光的规定使得正柱镜和负柱镜的爱好者可以直接交换眼镜，不需要再将正散换算为负散，或者反过来换算。

儿童易患顺规散光。这可能是归因于儿童眼睑的弹性或者角膜的可塑性。紧张的眼睑压迫上方和下方的角膜，使得角膜垂直经线变陡。老年人的眼睑松弛，因此他们易患逆规散光（against-the-rule astigmatism）……至少要等到他们做白内障手术时，医生将12点钟方向的缝线扎紧，将散光变回为顺规散光！

主观验光时，你增加了 0.50 D 的柱镜。应如何改变球镜的度数？向哪个方向改变？为什么？分别回答正柱镜和负柱镜两种情况。

你应向相反方向改变球镜 0.25 D，以保持最小弥散圆位于视网膜上。如果你在用正柱镜验光，并加了 +0.50 D 柱镜度，你应改变球镜 –0.25 D。相似地，如果在用负柱镜验光时，你增加了 –0.50 D 柱镜度，则应改变球镜 +0.25 D。

–1.00+2.00×045 的等效球镜（spherical equivalent）是多少？

平光。将柱镜的一半加到球镜上；计算的时候保持正负号。注意，这恰好可以描述 ±1 D Jackson 交叉柱镜（图 8-2）。（注意这不是 ±2 D Jackson 交叉柱镜。）

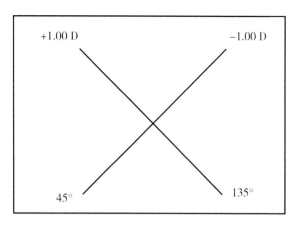

图 8-2　A ± 1D Jackson 交叉柱镜。处方：R*x*=−1.00+2.00 × 045。轴向的正负值见下文。

书写 ± 0.50 D Jackson 交叉柱镜的处方，分别用正负柱镜表示。

+0.50−1.00 × 090（负柱镜）

−0.50+1.00 × 180（正柱镜）

注意，轴向是随机确定的（它依赖于你如何拿交叉柱镜）。只要保持负柱镜和正柱镜之间的夹角为 90°，即可获得正确的结果。

为什么 Jackson 交叉柱镜要有不同的屈光力？

当主观验光精调柱镜的轴向和屈光力时，视力较差的患者需要呈现出较大屈光力的差异来做比较。一般的原则是：20/20 ～ 20/15 的视力用 ±0.12 D；20/30 ～ 20/25 的视力用 ±0.25 D（这是常规综合屈光检查仪自带的参数）；20/60 ～ 20/40 的视力用 ±0.50 D；20/200 ～ 20/70 的视力用 ±1.00 D。

下面两个柱镜镜片（注意柱镜的轴向）叠加在一起，如何用球柱镜写法表示？分别用正负球镜表示：

镜片 1：**+3.00 × 170**

镜片 2：**−5.25 × 080**

+3.00−8.25 × 080 或者 −5.25+8.25 × 170。

有几种不同的方法可解决这类问题。根据问题的类型，选择更合理的方法。这里介绍 3 种方法。

- 方法1

1．画出两个镜片的屈光力十字线图（图8-3）。

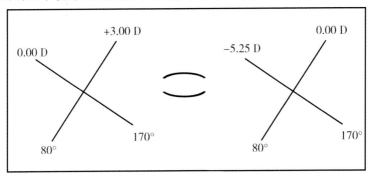

图8-3　两个镜片分别写成屈光力十字线的形式。中间的曲线表示两个镜片叠加

2．在左图的水平方向上增加 +3.00 D。为了避免改变2个十字线的总屈光力，需要在右图的屈光力十字线的水平方向上减去 +3.00 D（图8-4）。

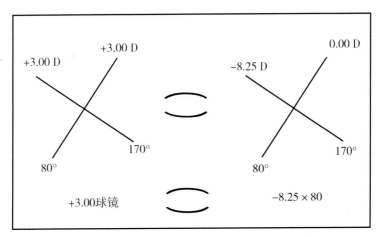

图8-4　将屈光力十字线转换为球柱镜表示，方法是在相应经线上增加等量的、符号相反的屈光力

3．现在，只需要直接读取转换后的屈光力十字线的数值，处方写为：

Rx=+3.00−8.25×80（注意轴向）

如果当初是在右图屈光力十字线的垂直方向增加 −5.25 D，然后再从左图垂直方向上减去 −5.25 D [+3.00−（−5.25）=+8.25]，也能得出正确的结果（以正柱镜的形式）。处方写为：Rx=−5.25+8.25×170。

- 方法2

下面介绍另一种三步法，需要记忆的内容会多一些，但是更容易理解。

1．选择一个镜片，将其确定为球柱镜表示法中的球镜部分。如果想用负柱镜（minus cylinder notation）表示，就选择正屈光力较大或者负屈光力较小的镜片。

2．找到柱镜部分，即两个镜片屈光力的差异。

3．找到矫正柱镜的轴向。

在上述问题中，将镜片₁看做球镜（球镜屈光力 =+3.00 D）。然后，找到两个镜片的屈光力差异（镜片₂- 镜片₁=-8.25 D）。镜片₂的轴向为矫正柱镜的轴向（80°）。注意两个镜片相减顺序不能错，否则得到柱镜屈光力的符号就错了。

- 方法 3

在经线上增加等量、符号相反（抵消）的柱镜。也就是说，可以在上述问题中的两个镜片的同一轴向，分别增加一个 +3.00 D 和一个 –3.00 D，总屈光力不会改变：

$$+3.00 \times 170 \smile -5.25 \times 080$$
$$+3.00 \times 080 \smile -3.00 \times 080$$
$$\overline{\qquad\qquad\qquad\qquad\qquad\qquad}$$
$$+3.00\, sph \smile -8.25 \times 080$$

选择最适合自己的方法并坚持使用。不断地实践是很重要的。为了检验转换的效果，可按上述处方绘出屈光力十字线图。此时的十字线图应该能让你找到最初相叠加的两个镜片。

将图 8-5 中的屈光力十字线图转换为屈光矫正处方。分别给出正柱镜和负柱镜的表示方法。

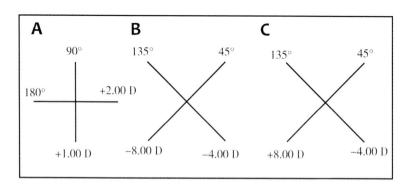

图 8-5　将屈光力十字线图转换为屈光矫正处方

记住柱面透镜的屈光力方向与给定的轴向方向呈 90°。一些人喜欢用屈光力十字线图，但应记住根据十字线图书写屈光矫正处方时，要加上 90°或者减去 90°。还有一些人发现，在做任何计算前，先将屈光力十字线图转换为轴向十字线图，不容易混淆。如果你喜欢用轴向十字线图，记得要标注清楚！针对这几个问题，我们采用屈光力十字线图。

A．正柱镜形式：+1.00+1.00×90

负柱镜形式：+2.00−1.00×180

解决这个问题的方法和前一个问题类似。可采用前述 3 个方法中的任意一个。或者，对方法 2 进行一个改进：对于正柱镜的书写形式，可以从最小正屈光力（或者最大负屈光力）的经线开始，即 +1.00 D。现在的问题是，需要增加多少正柱镜屈光力可以得到另一个经线的屈光力？（答案为 +1.00 D）在哪个轴向需要这个附加的屈光力？（答案为 90°）这样，屈光矫正处方为+1.00+1.00×90。

为核查处方，将屈光力十字线图转换为负柱镜形式，然后比较正柱镜形式和负柱镜形式，看看二者是否吻合。或者，将处方转换回屈光力十字线图，看与初始屈光度图是否一致。

B．正柱镜形式：−8.00+4.00×45

负柱镜形式：−4.00−4.00×135

［最小正镜度（最大负镜度）：−8.00 D；增加的屈光力：+4.00 D；增加的屈光度轴向角度：45°。或者，最大正镜度（最小负镜度）：−4.00 D；增加的屈光度：−4.00 D；增加的屈光度轴向角度：135°］

C．正柱镜形式：−4.00+12.00×135

负柱镜形式：+8.00−12.00×45

注意，从 −4 D 增至 +8 D 时，需要 12 D 的柱面透镜（cylindrical lens）。

计算上述每一个镜片的等效球镜。假设点光源是来自无穷远，那么两条焦线和最小弥散圆到镜片的距离分别是多少？

A．等效球镜为 +1.50 D　　　　　最小弥散圆：+0.67 m

180°屈光力焦线：+1 m　　　　90°屈光力焦线：+0.5 m

B．等效球镜为 −6.00 D　　　　　最小弥散圆：−0.167 m

135°屈光力焦线：−0.125 m　　45°屈光力焦线：−0.25 m

C．等效球镜为 +2.00 D　　　　　最小弥散圆：+0.5 m

135°屈光力焦线：+0.125 m　　45°屈光力焦线：−0.25 m

对于图 8-5A，等效球镜 = 球镜 +（1/2）× 柱镜 =（+1.00）+（1/2）×（+1.00）=+1.50。最小弥散圆位于等效球镜的焦平面 1/（+1.50）=+0.67 m。正号表示弥散圆位于镜片的右侧。180°屈光力的焦线是由方向与之垂直的屈光力形成的，即 90°经线。因为 90°经线上的屈光力为 +1.00 D，所以 180°方向的焦线将形成于镜片右侧 1 m 的距离。相似地，90°方向的焦线形成于 1/2=0.5 m 处。

对于图 8-5B，焦线和最小弥散圆均位于镜片的左侧。对于图 8-5C，两条焦线分别位于镜片的两侧。

将下述的处方转换为正柱镜或者负柱镜形式。计算等效球镜并绘制屈光力十字线图。散光的类型是什么？顺规、逆规还是斜轴散光（oblique astigmatism）？

  A．+3.00–2.00 × 80

  B．+1.00–4.00 × 80

  C．–5.00+9.00 × 90

A．+3.00–2.00 × 80。复合远视，逆规散光。

正柱镜形式：+1.00+2.00 × 170。等效球镜 +2.00 D。这里介绍一个小技巧：在以正柱镜形式书写处方中的球镜屈光力（本例中为 +1.00 D），将这个数值放在屈光力十字线上与正柱镜轴向相同的经线方向（本例中为 170°）。然后在以负柱镜形式书写的处方中做同样处理（本例中，球镜屈光度为 +3.00 D，轴向为 80°）。绘制的结果即为对应的屈光力十字线图（图 8-6）！

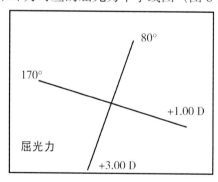

图 8-6 +3.00–2.00 × 80 的屈光力十字线图

下面是另一个技巧：注意以正柱镜形式书写的球镜屈光力处方，它是正的。现在，再看以负柱镜形式书写的球镜屈光力处方，它也是正的。因为在这两个形式中，球镜部分都是正的，所以这是复合型远视散光（compowd hyperopic astigmatism）。其他类别见表8-1。

表 8-1		
快速确定散光类型的方法		
负柱镜书写形式（球镜屈光力）	正柱镜书写形式（球镜屈光力）	散光类型
正	正	复合远视
负	负	复合近视
平光	负	单纯近视
正	平光	单纯远视
负	正	混合
正	负	混合

B．+1.00–4.00×80。正柱镜形式：–3.00+4.00×170。等效球镜（spherical equivalent）–1.00 D；混合型逆规散光（图8-7）。

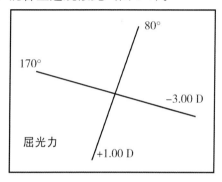

图 8-7　+1.00–4.00×80 的屈光力十字线图

C．–5.00+9.00×90。负柱镜形式：+4.00–9.00×180。等效球镜 –0.50 D；混合型，顺规散光（图8-8）。

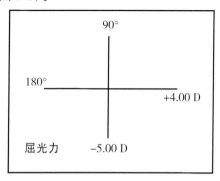

图 8-8　–5.00+9.00×90 的屈光力十字线图

你在使用免费的球面透镜为一名儿童做检影。当你将光带置于水平方向上垂直扫动时，用 +3.00 D 镜片中和；当你将光带置于垂直方向上水平扫动时，用 +4.00 D 镜片中和。那么矫正这个屈光不正的眼镜处方是什么？

+1.50+1.00×90。用轴向十字线交叉图来概括检影结果是最容易的了。首先，垂直扫动水平光带（图 8-9）。

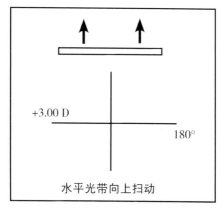

图 8-9 检影：光带位于水平方向，垂直扫动

然后，水平扫动垂直光带（图 8-10）。

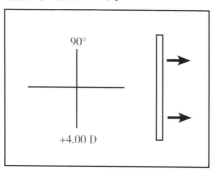

图 8-10 检影：光带位于垂直方向，水平扫动

将球柱镜矫正处方转换为 +3.00+1.00×90（记住，你画的是轴向十字线，因此将十字线转换为眼镜处方时，你不需要改变柱镜的轴向）。不要忘记减掉你的工作距离！如果在 0.67 m 处检影，那么屈光结果即为 +1.50+1.00×90。

某个球柱镜将一个无穷远点光源发出的光转变为距离透镜 **+0.33 m** 的水平光带和 **+0.5 m** 的垂直光带。绘出透镜的屈光力十字线图。假设光线从左向右穿过透镜，那么施图姆圆锥的最小弥散圆位置在哪里？透镜的球柱镜屈光力如何表示？

透镜右侧 40 cm。+2.00+1.00×180 或 +3.00–1.00×90（图 8-11）。

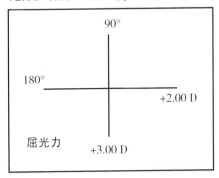

图 8-11　+2.00+1.00×180 的屈光力十字线图

焦线平行于屈光轴方向，垂直于屈光力方向。+0.33 m 处的水平焦线是由屈光力垂直方向的柱镜产生的，柱镜屈光力为 1/0.33=+3 D，轴向为 180°。垂直焦线（90°）是由屈光力水平方向的柱镜产生的，柱镜屈光力为 1/0.5=+2 D，轴向为 90°。因此，屈光力十字线由 3.00 D 作用于 90° 经线和 +2.00 D 作用于 180° 经线构成。等效球镜的屈光力即为（+2）+（1/2）×1=+2.50 D。最小弥散圆位于 1/（+2.50）=+0.40 m，或者位于透镜右侧 40 cm。

采用细胞核表达技术进行白内障囊外摘除手术后 16 周，角膜曲率测量的结果为：

40.00@30°

43.00@120°

A. 假设所有散光均为角膜散光，矫正术后散光所需的柱镜屈光力和轴向是多少？假设散光是由一个单一的、紧绷的放射状缝线造成的，那么估计在哪条经线上可以找到这根缝线？（加分题：如果你已知道等效球镜是 +1.00 D，那么眼镜的处方是什么？）

经线之间屈光力的差异为 3 D。若忽略镜眼距离，可以由一个屈光力为 3 D 的柱镜矫正。120°经线是暴陡的，因此所表示的正屈光力最大，可以用 –3.00 D 的屈光力中和。但是，在 120°经线中的散光屈光力与轴线相差 90°（位于 30°）。这样，镜片处方应为（–3.00 D）×30 [或者（+3.00 D）×120]。

加分题：若忽略镜眼距离的改变，平光等效球镜的柱镜矫正处方为 +1.50–3.00×30 或 –1.50+3.00×120。若等效球镜屈光力为 +1.00 D，那么处方应调整为 +2.50–3.00×30 或 –0.50+3.00×120。

B. 过紧的缝线导致角膜过陡，特别是当缝线下方的局部角膜变平坦时尤为明显，这是为什么呢？

想象一下，球形的周长是固定的。如果某一个区域平坦了，为了获得平衡，球形的另外某个部分就必须变陡。这个代偿性质的变陡就发生在瞳孔区的中央角膜（图 8-12）。尝试一下下面的演示：水平持一张索引卡片，给它一个轻度凸出的弧线。现在，保持卡片两侧的边缘不动，将靠近某一侧边缘的一小部分弧线压平（这是模仿过紧的缝线）。注意看卡片剩余部分是如何变陡的。在这个例子中，过紧的缝线（变陡的经线）的轴向是 120°（11 点钟方向）。因此，这个缝线应被拆除。

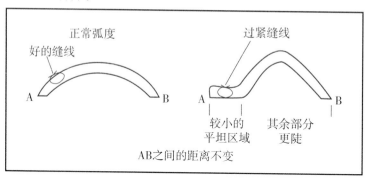

图 8-12　过紧的缝线是如何使角膜变陡的

一名 23 岁男性患者在拿到你给他验配的眼镜 1 个小时后又回到你的诊室。他以前从未戴过眼镜。他说（戴上眼镜后）整个世界看上去就像一个玻璃鱼缸，感觉地板好像朝他迎面而来，门也向他倒过来，他感到头昏脑涨，他的女朋友也刚和他分手了。他的裸眼视力是 20/50 OU，戴镜视力是 20/20 OU。

A. 问题出在哪里?

很可能需要在单眼或双眼的配镜处方中加斜柱镜。矫正斜轴散光后，单眼注视时会引起轻微的视觉扭曲。双眼注视时，会引起深度的、极大的视觉扭曲。最容易理解的例子就是门框。如果矫正的散光是顺规或逆规散光，门框看起来会拉长或者缩短，但是门框的左侧和右侧看起来是一样高的。如果矫正斜轴散光，患者可能会有意或无意地发现右眼看到的门框轻度向左倾斜。但是，如果左眼也看到门框轻度向右倾斜，那么这双眼的视觉系统（这个系统对于两眼间极小的注视差异很敏感）就开始起作用（图 8-13）。患者的大脑将会感到门框的顶部比底部距离他更近，门似乎要倒向他。另外一个原因可能是由于物像不等导致的屈光参差。

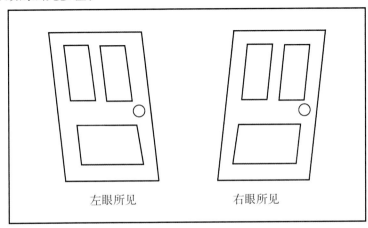

左眼所见　　　　　　　右眼所见

图 8-13 散光导致的深度视觉扭曲。左眼看到左侧的物像，右眼看到右侧的物像时，会产生一种立体感

B. 如何治疗?

- 安慰并告诉患者，他会逐渐适应这个情况的（患者越年轻，散光越小，越容易适应）
- 缩短镜眼距离
- 以负柱镜形式磨制镜片（柱镜磨制在镜片后表面）
- 转动柱镜轴向，向 90° 或者 180° 经线靠近（这会损失一些视力）
- 降低柱镜的屈光度（这时会损失一些视力）
- 考虑接触镜（不会损失视力）

9

像差、扭曲和不规则成像

什么是球面像差（spherical aberration）？举出一些例子。

光线若进入透镜系统的周边区域，则其弯曲的程度更强（如果存在"正"球面像差），可有效地缩短它的焦距。瞳孔散大时（药物性或者低亮度时）会普遍造成一个问题，即此时患者的近视会更严重。

一名眼科住院医生给一名配合度好、睫状肌麻痹的 5 岁儿童检影，她注意到瞳孔中央表现为"顺"动，而周边表现为"逆"动。

A. 这是什么光学现象？

球面像差。在双凸面透镜中（例如人的眼球）外围光线比中心光线的折射程度更强。因此在检影时，尤其当瞳孔散大时（儿童检影），外围透镜比中心透镜更偏向近视。

B. 医生应该中和哪个反光带？

她应该中和中心部分的反光，当药效退去、瞳孔恢复正常大小后，中心部分的反光最能体现屈光状态。

一名资深的眼科医生给一名不合作的 4 岁男孩检影，记录的数据为 OD=+4.50+1.00×180，球面镜 OS=+4.50 D。眼科医生再次检影时发现球面镜 OU =+4.50 D。假设医生操作是正确的，那么发生了什么事？

在医生对右眼检影时，该男孩向医生吐口水。医生移动男孩的右侧，继续检影，但此时男孩正被他左侧的一个玩具吸引。这可导致斜轴散光（astigmatism of obilgue incidence），并在男孩眼球倾斜的轴向（90°）上产生正柱镜效应。这个斜轴散光可以通过附加的180°轴向的正柱镜矫正。在这个过程中，眼科医生是沿轴向做检影的。

什么是斜轴散光？什么是双光倾斜（Pantoscopic tilt）？为什么有的患者喜欢倾斜眼镜？

球镜片倾斜会增加原透镜的球镜度和柱镜度，并且符号一致，柱镜的轴向即倾斜的轴向，称为"斜轴散光"或"径向散光"。将一个 –10.00 D 的透镜向前倾斜 10° 的处方结果为 –10.10–0.31×180；将一个 +10.00 D 透镜向前倾斜 20° 的处方结果为 +10.41+1.38×180。不需要记住透镜倾斜后产生的球镜度和柱镜度的确切数据——只需要记住双光倾斜既改变球镜度又改变柱镜度。

框架眼镜镜片的曲面和倾斜设计是为了将斜轴散光最小化。双光倾斜是将框架眼镜的镜片平面向垂直倾斜。如果框架眼镜垂直于水平面，那么在阅读的时候就会产生明显的斜轴散光。如果调整至最佳阅读距离，那么看远时的斜轴散光会最大。双光倾斜是将框架眼镜镜片轻度前倾（7°），这是在看远最佳位置和看近最佳位置之间的折中距离。

近视欠矫的患者经常将眼镜倾斜，以获得更多的负屈光力。远视欠矫的患者也可以这样做，但他们通常是将眼镜向鼻尖滑落，以获得更多的正屈光力。

什么是彗形像差（coma aberration）？

彗形像差是球面像差（spherical aberration）在轴向的偏离效应。彗形像差可让光线以一种类似彗星的方式分布。当一个物体离光轴越来越远时，彗形像差通常也会逐渐增加。

10

接触镜

描述如何给患者验配接触镜。

1. 获得准确的验光结果。
2. 如果考虑硬镜，应转换为负柱镜形式并去掉负柱镜。（仅用球镜屈光力；眼泪在角膜和接触镜之间形成一个"柱镜"，可矫正角膜散光）。
3. 计算矫正度数得出零顶点距离。
4. 裂隙灯检查评估眼前节（anterior segment）。
   ◦ 观察是否有角膜水肿、血管化或颜色变化；注意角膜的外形。
   ◦ 注意泪膜和泪膜破裂时间（通常大于 15 s）。可考虑采用 Schirmer 试验。
   ◦ 观察是否有眼睑异常，翻起眼睑检查是否有乳突，并注意有无睑裂。
   ◦ 检查瞳孔是否偏位。
5. 执行角膜曲率计检查；与框架眼镜验光结果比较，以检查是否有晶状体散光。
6. 与患者讨论硬镜与软镜的异同。
7. 试戴接触镜（见下文讨论）。
   ◦ 硬镜：评估荧光素染色的类型。
   ◦ 软镜：眨一下眼，较陡的镜片不随之移动，而较平的镜片则会过度地移动。

一个接触镜标记为 8.9/13.5/+12.50。这些数据是什么意思？

基础曲度（base curve, BC）为 8.9 mm，镜片的直径为 13.5 mm，屈光力为 +12.50 D。

角膜曲率半径为 8.9 mm，对应的屈光力是多少？

利用标准角膜曲率公式（该公式的推导见第 17 章《眼科器械》）：

$$D_{角膜} = \frac{0.3375}{r(\text{m})} = \frac{337.5}{r(\text{mm})} = \frac{337.5}{8.9} = 37.9\ D$$

注意，这是角膜屈光力的近似值，是根据 19 世纪的一个标准常数估测的。角膜曲率计测量角膜前表面的曲率半径，角膜曲率计测量的折射率还将角膜后表面的负屈光力和角膜的实际折射率考虑进去。应用这个标准化的常数，7.5 mm 的曲率半径正好对应 45 D（见第 17 章）。

一些教材说试戴接触镜时要比低 K 值陡 0.5。这是什么意思？

这句话的意思是：当试戴硬性接触镜时，应选择基础曲度比 K 值中较低的那个数值大 0.5 D 的接触镜。例如，如果 K 值为 44.50/45.50，应选择 45.00 D（BC=7.5 mm）的接触镜。如果将框架眼镜的屈光力转换为接触镜的屈光力，那么在使用硬镜时，需将这个"泪膜镜"从计算的屈光力结果中减去。（此外，当角膜散光超过 1.5 D 时，一些有经验的接触镜验配师会建议试戴基础曲度比 K 值中较低的那个数值高 1/3 个角膜散光度的接触镜。因此，如果 K 值为 44.00/47.00，角膜散光度为 3 D，那么接触镜的基础曲度应为 45 D）

给一名患者试戴透气性硬镜后，你注意到荧光素染色显示的镜片位置偏下，并不易移动。这对于试戴接触镜意味着什么，你的意见是什么？

试戴较陡的接触镜时位置易于偏下，并且不易移动，就像吸在角膜上的一个杯子一样。你应考虑减小接触镜的直径，可选择较平坦的接触镜或（如果可以选择的话）较薄的接触镜。

你的一位老患者在外出旅行时给你的诊室打电话，说行李被偷了。此时你的助手找不到患者的病例，幸运的是这位 36 岁的患者仍记得自己所戴接触镜的类型，她还知道自己框架眼镜和接触镜的处方，但是记不清哪个是框架眼镜，哪个是接触镜了。她记得一个是 5.50 D，另外一个是 5.00 D，但忘记是正镜还是负镜。你会问她什么，并给她多少屈光度的接触镜？

问她不戴眼镜时能否看报。如果能，她是近视，接触镜为 –5.00 D，框架

眼镜为 –5.50 D；如果不能，她很可能是远视，框架眼镜为 +5.00 D，接触镜为 +5.50 D（见第六章，《透镜效力和镜眼距离》）。

一名患者准备戴接触镜，他的 *K* 值为 42.50/44.75@85，但是验光时用 –3.50 D 球镜矫正至 20/15。由于他有 2.25 D 的角膜散光，你会验配软镜还是硬镜？接触镜应为球镜还是环曲面接触镜（toric contact lens）？

软性球形接触镜很可能是最好的选择。这名患者的角膜散光被晶状体散光抵消。这有时可被称为"有利"或者"互补"散光。硬性球形接触镜是最差的选择，因为它虽然矫正了角膜散光，但是没有矫正晶状体散光，给患者留下大度数未矫正的散光。可先尝试软性球形接触镜，因为它不会改变角膜散光，也比环曲面接触镜便宜。如果软性球形接触镜改变了角膜与晶状体散光之间的平衡，那么就可以采用环曲面接触镜矫正这个剩下的散光。

一名无晶状体的患者戴 +12.00 D 接触镜时，需要一副框架眼镜备用。如果镜眼距离为 10 mm，他需要配屈光力为多少的框架眼镜？如果换做一名戴 –12.00 D 接触镜的女性，又该如何？

这是一个经典的镜眼距离问题。首先，确定眼球的远点。矫正的镜片焦点需和眼球的远点重合。在这个病例中，远点到角膜的距离为 1/12 D=0.083 m=83 mm。男性患者为远视，因此远点在角膜后，新镜片的焦点应与眼球的远点重合。新镜片的位置距离角膜 10 mm，或者说距离远点 93 mm。于是，新镜片的屈光力为 1/0.093 m=+10.75 D。

对于那名近视的女性患者，远点位于角膜前 83 mm，或者说距离框架眼镜平面 83–10=73 mm，因此新镜片的屈光力为 1/0.073=–13.7 D（Rx=–13.75 D）。

你一直在诊治一名叫 Abe Phakia 的男婴，从他出生一直到 18 个月大。他患有后球形晶状体（圆锥晶状体，letiglobus），但是浑浊物并没有覆盖整个瞳孔，因此你暂时推迟了手术。你度假回来后，发现另一名医生已经成功地给 Abe 做了晶状体摘除术（lensectomy）。现在，这名医生让你给患者试戴接触镜，并治疗弱视。你验配了 9.00/13.5/+18.00 可长时间配戴的软性接触镜。一周以后，患者的母亲返回医院，并抱怨这个接触镜经常掉出来。最可能的原因是什么？你的意见是什么？

　　试戴的接触镜可能太松了。为了让接触镜更紧，可以减小基础曲度（可以尝试 8.6 mm），或增加接触镜直径。如果你找不到符合参数的软性接触镜，（即使是儿童）则可以考虑硬性透气性接触镜。父母和孩子会以令你惊讶的速度学会如何每天摘戴和更换接触镜。

11

人工晶状体

讨论计算人工晶状体（intraocular lens）屈光力常用的几类公式。针对每一类公式试举一个例子。

- 理论公式是由光学原理推演得出的，利用了眼球各个部分的假设参数（例如，Binkhorst 公式和 Colenbrander 公式）。
- 经验公式是由临床结果经回归分析得出的，是根据统计分析得出的角膜曲率、眼轴长度（axial length）和人工晶状体屈光力之间的数学关系 [例如，SRK 公式（Sanders，Retzlaff and Kraff formula）]。

SRK 代表什么？这个公式是什么？

SRK 代表了三个人（Sanders、Retzlaff 和 Kraft），这个公式是：

$$P=A-2.5L-0.9K$$

P 为正视眼的屈光力；A 为晶体常数；L 为眼轴长度，单位是毫米（mm）；K 为平均角膜曲率，单位是屈光度（D）。晶状体常数是一个独特的参数，其大小与晶状体的类型和制造厂商有关。它可以根据不同类型晶状体的分析结果而不同（具有个性化）。

在使用 SRK 公式时，角膜曲率计的误差为 0.5 D，那么人工晶状体屈光力的误差是多少？如果眼轴长度测量误差为 0.5 mm，又会是怎样？

- 角膜曲率计的误差为 0.5 D 时：人工晶状体屈光力误差为 0.5×0.9=0.45 D，或者约为 0.5 D。

- 眼轴长度的误差为 0.5 mm 时：人工晶状体屈光力误差为 0.5×2.5=1.25 D。

很明显，测量眼轴长度时产生的很小的误差可以导致在计算人工晶状体屈光度时产生很大的误差。

一名患者的角膜曲率计读数为 43 D，眼轴长度为 19 mm。你推荐使用哪个人工晶状体屈光力计算公式？

不推荐 SRK 或 Binkhorst 公式。较旧的理论公式对于小眼球的屈光力容易高估，而 SRK 容易低估。应采用新一代计算公式，这些公式对于过长或过短的眼轴的计算更准确。新一代公式包括 SRK Ⅱ、SRK/T 和 Holladay。相对来讲，这些公式更准确，即使 SRK Ⅱ 对于长眼轴的晶状体度数估算并不是很好。在这些公式中，只有 SRK Ⅱ 比较简单，可以口算。标准的 SRK 公式同样也很简单，但对于过长或过短的眼球，常数 A 需要进行修正，如表 11-1。

表 11-1

SRK Ⅱ公式中的 *A* 值

眼轴长度	修正的 *A* 值
小于 20	加 3
20 ~ 21	加 2
21 ~ 22	加 1
大于 24.5	减 0.5

注意在上述的例子中，如果 SRK 公式计算出的人工晶状体屈光力为 +32 D，那么根据 SRK Ⅱ公式计算，人工晶状体的屈光力为（+32）+3=+35 D。

SRK/T（"T"代表"理论数值"）和 Holladay 公式是通过在实践中观察并进行改良后得到的极为复杂的理论公式。现在的 A 型扫描元件中包含计算机软件，可以根据这些新一代的公式中的任意一个计算出人工晶状体的屈光力。你需要弄清楚你用的是哪个公式，并且能够讨论你一定要用这个公式来计算测量结果的原因。

平面/凸面型人工晶状体在设计上的缺陷是什么（植入人工晶状体时凸面靠近角膜）？

平面/凸面人工晶状体比双凸面晶体的球面像差更大。如果双凸面人工晶状体的后表面屈光力大于前表面的屈光力，那么球面像差会很小。

列举一个减少测量眼轴长度误差的简易方法。

在测量人工晶状体的眼轴长度和角膜曲率时，有很多潜在的误差来源。测量双眼的眼轴长度可以减少出现严重测量误差的可能。若双眼的测量结果不一致，则需再次测量。

一名患者接受白内障手术（cataract surgery）前检查。她白内障眼的屈光力为 –9.50 D，并一直佩戴接触镜用于矫正屈光参差。该眼角膜曲率为 43.00/42.50。那么，在计算此患者的角膜屈光力时的一个潜在误差因素是什么？

必须在取出角膜接触镜至少 2 小时后，再测量角膜曲率。角膜接触镜对角膜曲率的影响可以达到 1 D。一些临床医生建议停戴接触镜 2 周后测量角膜曲率，但另外一些人认为 2 小时就足够了。屈光手术医生经常建议患者停戴接触镜至少一个月，再测量角膜曲率。

正视是白内障手术的目的吗？

不一定。人为造成的屈光参差可能产生让患者无法忍耐的物像不等和斜视。手术时，需要考虑对侧眼的屈光状态（晶状体眼 vs. 人工晶状体眼）和患者术前的屈光力。例如，一名中度近视者可能希望术后保留一些近视，这样她阅读时就可以不用戴眼镜了。

你正在给 Matt Ticulous 先生做白内障手术，他的夫人是一位厉害且刁钻的律师。在你用超短的时间天衣无缝地完成了超声乳化手术后，你将一个 +19.00 D 的人工晶状体装入注射器，准备植入囊袋。但这时令你恐惧的是，你意识到你的新助手是按 1 D 远视计算患者的晶状体屈光力，而你要求他按 1 D 近视计算。你移开了晶状体注射器。你的人工晶状体计算器在距离手术室 30 英里（约 48 km）的办公室，并且办公室已经关门了。你需要植入的人工晶状体的屈光力是多少？

通常来说，正常大小的眼球在植入约 +18.00 D 的人工晶状体后，若想改变

1 D 的屈光不正，就需要改变 1.25 ～ 1.50 D 的人工晶状体屈光力。因此，如果 +19.00 D 的人工晶状体可产生 1 D 远视，那么你应该选择 +21.50 D 或者 +22.00 D 的人工晶状体。

你完成了上述的手术，熟练地在囊袋内植入了 +21.50 D 的人工晶状体。做手术记录时，你意识到巡回护士递给你的是 +27.50 D 的人工晶状体。你迅速地算出了这个失误会给患者带来明显的屈光参差。患者手术的眼睛将会是近视还是远视？你该怎样跟患者以及他的妻子解释呢？

近视。

要考虑手术失误的伦理学和不良后果。当你犯了错误后，你会如何告诉患者？

虽然 Ticulous 先生难以接受屈光参差的结果，但是他还是会回到你这里对另一只眼的手术。你已经准备植入你认为最合适的人工晶状体了，但是手术还是很不顺利，根本不能植入人工晶状体。假设患者拒绝再次手术，请分析单眼无晶体（monocular aphakia）的处理方法。

如果无晶体眼和对侧眼相比有更好的视力，可以给患者佩戴角膜接触镜或者框架眼镜来矫正无晶体眼的视力，以维持对侧眼模糊的视力。待患者做好准备后，就可以植入二期人工晶状体。

如果双眼视力都正常，那么可给无晶体眼配戴角膜接触镜。如果对侧眼有晶状体且患有白内障，那么白内障手术后，双侧无晶状体眼可行角膜接触镜或者框架眼镜矫正。现今，这样的做法很难被接受，但通过二期手术将人工晶状体植入双眼却是更恰当的选择。

Ticulous 先生在他第一次白内障摘除术 6 个月后，第 23 次前来术后复诊。他抱怨植入人工晶状体的那只眼视力下降了。最佳矫正视力从 20/25 降至 20/40。他还有眩光的症状。你该如何处理？

首先，重新验光，配戴最佳屈光矫正镜片，检查瞳孔视力和人工晶状体的位置，然后散大瞳孔。思考以下问题：有没有产生眩光的可能来源（人工晶状体的瑕疵、中心定位孔或者人工晶状体的边缘）？后囊是否混浊？角膜是否代偿性失调？可直接用检眼镜观察视网膜，评估眼前节混浊对视力下降的作用。其次，评估视网膜检影镜的反射，以确定屈光介质不规则或者混浊。再次散大瞳孔，并观察人工晶状体和后囊。若眼前节不能解释视力下降的原因，你应将注意力转移到视网膜以及其他可能的因素。

5 个月后，Ticulous 先生第 35 次来术后复诊，他已经准备好做二期人工晶状体植入手术。你选择了一种可以遗留轻微近视的人工晶状体屈光力，并做了睫状沟缝线固定术。手术后，他的近视比预期严重，并有 4 D 散光，还有垂直复视。发生了什么情况？

缝合的人工晶状体可能发生了异位。晶状体的偏心可能由于三棱镜效应引起的复视，晶状体的旋转可能引起散光，晶状体位置的偏前可能引起过度的近视。

Allie Thumbs 医生是一名神经外科医生。你曾为她做了白内障手术，并向后囊中植入三片式人工晶状体。第二天她来复查，说术后感觉很好，但是在早晨从浴盆内出来时，摔了一跤。你的助手报告显示患者的数指视力为 1 英尺（约 30.48 cm）。在裂隙灯检查时，你发现人工晶状体已不在原来植入的位置。晶状体后囊已经因为外伤破裂了，且人工晶状体的位置也比原来的偏后。假设人工晶状体没有旋转，也没有偏心，试估计 Thumbs 医生会比她手术刚结束时更近视还是更远视？

更远视。人工晶状体向后移位，即将其焦点向后推移，降低了它的"效力"。这使得眼球整体的屈光力减小，导致此时 Thumbs 医生比她刚做完手术时更远视。

反过来说，如果人工晶状体向前移位，并嵌夹于瞳孔中，则会更近视。

12

屈光手术

Corey K. Tappia 到你诊室就诊，他要做屈光手术（refractive surgery）。术前检查中，你发现左眼瞳孔轻度偏心。他说："哦，是的，我的这只眼不太好——它总是那样。医生，这个问题很严重吗？"在这个病例中，如何确定屈光手术的中心？

理解这个问题的关键在于，角膜上只有与瞳孔成像等大的区域（即"入射光瞳"）参与光线折射，即使在瞳孔极度异位的情况下，也是如此。在此病例中，如果将屈光手术的中心定位于角膜中心，切除的边缘就可能与"入射光瞳"部分重叠，引起术后严重眩光。在评估患者瞳孔异位可能的医学因素后，你就能够将屈光手术的中心定位于未散大瞳孔的中央。

角膜的屈光手术是如何矫正近视的？基本原理是什么？如何从数学角度表示？

近视患者，或者由于眼轴过长，或者由于角膜屈光力过强。角膜屈光手术，是切割光线进入瞳孔时通过的角膜区域，使之平坦。这样，通过增加公式中角膜曲率的半径，就可以降低角膜的屈光力，$D=(n'-n)/r$，也就是说，如果 "r" 增大（角膜变平坦），则 D 变小。可以将周边角膜放射状切开，使周边角膜变陡（中央角膜代偿性变平坦），也可以通过激光刻蚀角膜表面，将中央角膜变平坦。

远视屈光手术是如何起作用的？

远视患者，是相对于自身眼轴长度，其角膜屈光力不足，因此手术需要增加瞳孔区的角膜曲率。你可以直接通过准分子激光器对角膜进行刻蚀，或者使用传导性角膜移植术，"灼烧"角膜边缘，产生一个平坦带，角膜边缘收缩，于是角膜的中心补偿性变陡。

激光如何应用于矫正散光？如果测量角膜曲率提示 45°经线最陡，那么应做哪种的刻蚀？

矫正散光的关键是将角膜基质改变成椭圆形式。实现矫正散光的一个方法是将角膜变平坦，优先处理经线最陡的角膜。对于这个病例，需要在 45°经线上做椭圆形的刻蚀，或者利用正柱镜技术将 135°经线的角膜变陡。

Lee Tigious 先生来就诊时要求用激光矫正视力，但是他说他有散光，担心无法矫正。他的视力为：

OD：–3.75+1.25 × 90=>20/15

OS：–3.75+1.25 × 90=>20/15

角膜曲率的测量结果为：

OD：45.00@90/46.00@180

OD：45.00@90/46.00@180

他的散光是哪种类型？在这个病例中，散光会影响视力矫正吗？

根据病历绘制屈光力十字线图，将 –3.75 置于 90°经线，–2.50 置于 180°经线。两个经线均为负值，因此是复合近视散光。正柱镜（矫正柱镜）轴向为 90°，因此是顺规散光。

角膜曲率计结果显示有 1 D 角膜散光，乍一看（屈光结果）好像与角膜散光对应。但是，是这样吗？其实，角膜的 180°经线更陡。这需要在 90°经线上增加 1 D 屈光力来矫正——正柱镜的轴向在 180°！这就是说，按照这个角膜曲率计的测量结果，你需要的矫正镜片为"< 某一球镜 >（+1.00）×180"。那么，你已经遇到了一个罕见的晶状体散光病例，该散光被互补的角膜散光中和（部分中和）。如果屈光手术消除了角膜散光，患者就会出现超过 2 D 的未矫正晶状体散光。

由于屈光手术一般是根据眼镜主体验光，晶状体散光不会成为问题——至少到目前为止。然而，如果患者发生白内障，晶状体摘除手术去除了补偿性的晶状体散光，那么就会导致无法预测的术后散光，影响患者对手术的满意度。

如果激光刻蚀的区域过小，可能带来哪种光学像差？

如果刻蚀区域的边缘在眼球"入射光瞳"的范围之内，那么当光线扫过这个"入口"时，由于衍射效应，可使患者产生眩光。此外，瞳孔区内就存在两种不同的屈光力，可能会形成多焦点光线以及单眼复视（甚至三重复视）。

举出屈光手术可能引起的光学像差。

除了前面提到的衍射和球面像差外，还可引起散射（由于刻蚀不规则或者基质层混浊引起）、慧差（由于切削偏心引起）和球面像差（由于角膜整体曲率的改变引起）。这些像差可以导致诸如星暴、单眼复视、闪光、光晕等症状。

13

放大率和望远镜

计算图 **2-7**（第 **10** 页）中像的横向放大率（**transverse magnification**）（垂轴放大率）。

A.　*X*=100 cm

B.　*X*=50 cm

C.　*X*=250 cm

D.　*X*=12.5 cm

E.　*X*=0.011 m

每一个像是正像还是倒像？

横向放大率 = 像的大小 / 物的大小 = 像的距离 / 物的距离。对于问题 A，放大率 =14/100=0.14（缩小）。要想确定是否为倒像，画一条穿过透镜中心的光线，这样就确定了物和像相对于透镜的位置（图 13-1）。

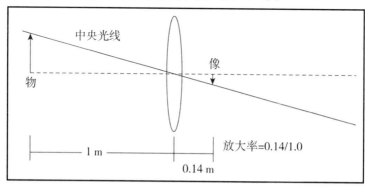

图 13-1　图 2-1 问题 A 中像的横向放大率

　A：0.14，倒像（0.14/1.0）

B：0.34，倒像（0.17/0.50）

C：1.00，倒像（0.25/0.25）

D：不确定，像位于无穷远

E：1.09，正像（0.012/0.011）

计算图 2-7 中像的横向放大率，现在将透镜的屈光力更换为 –8 D。每一个像是正像还是倒像？应用与上一问题中相同的方法。

A：0.11，正像（0.11/1）

B：0.20，正像（0.10/0.50）

C：0.33，正像（0.083/0.25）

D：0.50，正像（0.0625/0.125）

E：0.91，正像（0.010/0.011）

计算图 2-8（第 11 页）中像的横向放大率。每一个像是正像还是倒像？

对于多透镜系统，从左向右依次计算横向放大率并画出中心光线。记住，前一个透镜产生的像是后一个透镜的物（图 13-2）。

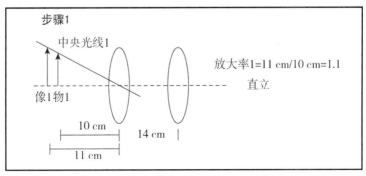

图 13-2　步骤 1：图 2-8A 中像的放大率

从第一个透镜系统中，我们得到一个放大率为 1.1 的像。像 1 为第二个透镜的物（物 2）。物 2 距离第二个透镜 11+14=25 cm（图 13-3）。

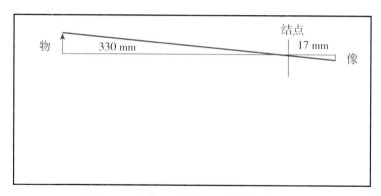

图 13-3　步骤 2：图 2-8A 中像的放大率

从第二个透镜系统中得出横向放大率为4.0。整个系统的放大率为1.1×4.0=4.4。根据光线追迹，像为倒像。

根据图 2-8，问题 A

　　步骤 1：放大率 1.1，正像

　　步骤 2：放大率 4.0，倒像

　　总结果：放大率 4.4，倒像

根据图 2-8，问题 B

　　步骤 1：放大率 2.0，正像（20/10=2.0）

　　步骤 2：放大率 1.6，正像（53/34=1.6）

　　总结果：放大率 3.2，正像（2.0×1.6）

根据图 2-8，问题 C

　　步骤 1：放大率 0.9，正像（9/10=0.9）

　　步骤 2：放大率 6.1，倒像（1.4/0.23）

　　总结果：放大率 5.5，倒像（6.1×0.9）

将一个 20 D 的凸透镜（condensing lens）用作简单放大镜时，其放大倍数是多少？

5 倍。

简单放大镜就是用一个凸透镜增加近处物体的对向角。放大率经常是根据一个任意参考距离来计算。一直以来，这个距离设定为 25 cm。角度放大率等于透镜的屈光力除以 4。因此，当一个 20 D 的凸透镜用作简单放大镜时，它的放大率为 20/4=5 倍。

如果参考距离改为 40 cm，那么将一个 20 D 的凸透镜用作简单放大镜时，它的放大率是多少？

8 倍。

当参考距离是 25 cm 时，放大率为 $D/4=D×0.25$ m。如果参考距离为 40 cm，则放大率为 $D×0.4$ m$=D/2.5=8$ 倍。同一个透镜由于观看的距离不同而具有不同的放大率。注意，如果参考距离为 1 km，放大率为 $D×1000$ m$=20000$ 倍。也就是说，如果把 20 D 的透镜放到 1 km 远处，作为一个简单放大镜，从透镜看到的视野则增大至 2 万倍。

假设，你和一个人（Smith 医生）因为飞船失事，被困在一个不知名的星球，随身有一盒试片箱，但是试片箱内仅剩下几个镜片。剩下的镜片是 –20.00 D 球镜、+4.00 D 球镜、+5.00 D 球镜和 +20.00 D 球镜。为了寻找飞船，你用 –20.00 D 和 +4.00 D 球镜制作了一个望远镜。Smith 医生用 +20.00 D 和 +5.00 D 球镜也做了一个望远镜。Smith 医生抱怨他的望远镜不如你的好。

A. 你们各自制作的是哪种望远镜？如何摆放透镜的位置？为什么 Smith 医生要密谋窃取你的望远镜？

"我"用 –20 D 透镜作为目镜，+4 D 透镜作为物镜，制作了一个伽利略望远镜（Galilean telescope）。凸透镜（物镜）的次焦点（1/4=0.25 m）应与凹透镜（目镜）的主焦点（1/20=0.05 m）重合，因此两个透镜之间的距离为 25 cm–5 cm=20 cm。

Smith 医生制作的是天文望远镜（astronomical telescope），他用 +20 D 作为目镜，+5 D 作为物镜。物镜的次焦点应与目镜的主焦点重合，两个透镜之间的距离是 5 cm+20 cm=25 cm。但 Smith 医生不喜欢把胳膊向前多伸直 5 cm。

B. 上述哪个望远镜的放大率更高？

望远镜的角放大率等于目镜的屈光力除以物镜的屈光力。伽利略望远镜的放大率为 20/4=5 倍，天文望远镜的放大率为 20/5=4 倍。因此，Smith 望远镜的放大率较低。

C. 望远镜提供的像是正像还是倒像?

伽利略望远镜在帮助寻找飞船时提供的是正像,而 Smith 医生的天文望远镜提供的是倒像。正是基于上述原因,Smith 医生一直想要窃取"我"的望远镜。

将伽利略望远镜作为手术放大镜使用时,如何改动?

双目手术放大镜是在短的伽利略望远镜的基础上增配一个凸透镜,将工作距离从无穷远拉近。为了缩短望远镜的长度,采用高屈光力的透镜;一个 +25 D 物镜和一个 –50 D 的目镜可以提供 2 倍的放大率。将预计工作距离(单位为 m)取倒数,即可计算附加正球镜的度数。

上述伽利略望远镜放大 2 倍时的长度是多少?如果用 +5 D 物镜和 –10 D 目镜制作,则望远镜长度又是多少?

–50 D 透镜的焦距是 1/50=2 cm,+25 D 透镜的焦距是 1/25=4 cm。这样,望远镜的长度是 4–2=2 cm。用(+5)/(–10)制作的望远镜长度为 20–10=10 cm。

"误差镜头(error lens)"的概念是什么?这个概念为什么有意义?

对于一个近视眼,可以认为眼球的屈光力"太强"是因为光线被聚焦在视网膜前。模拟一个屈光力"太强"的眼球的方法是将一个多余的正屈光力植入到眼球内。换句话说,如果 West 医生是正视眼,Hunter 医生为她植入 +10 D 虹膜夹型前房人工晶状体,不影响她自己的晶状体,她最终将变成一个近视眼,需要略小于 –10 D 的角膜接触镜矫正近视。这个手术植入的 +10 D 的人工晶状体可以被认为是"误差镜头"。

类似的,远视眼的"误差镜头"为负屈光度。当计算矫正屈光不正带来的放大率问题时,"误差镜头"这一概念就非常有用了。

在给患者验光试镜时,如果近视过矫,为什么患者会说物体看起来变"小"了?

试镜架或综合屈光检查仪上过多的负屈光力可以有效地形成伽利略望远镜的目镜,近视眼眼球多余的正屈光力(即"误差镜头")形成了物镜。这样,患者的视网膜是从伽利略望远镜的反面看物体,因此患者看到的字母"缩小"了。

什么是物像不等（aniseikonia）？产生的原因是什么？

物像不等是患者两眼感知物体的像大小不同。大多数成年人可以耐受 3% ~ 8% 的像差，儿童可以耐受更多。最常引起物像不等的原因是双眼屈光不正的程度不同（如单眼无晶体或人工晶状体发生意外），但也可见于视网膜疾病和大脑枕叶病变。框架眼镜矫正屈光的一个经验法则是：每矫正一个屈光力，可改变视网膜物像大小约 2%（正透镜为放大，负透镜为缩小）。

什么是双眼等像（iseikonia）？

双眼等像就是两眼感知的像的大小相同。

什么是屈光参差（anisometropia）？

屈光参差是两眼的屈光不正的程度不同。临床规定的屈光参差标准是两眼球镜度差异在 2 D 以上，但是，屈光力的差异并不是决定患者是否可以耐受屈光参差的唯一因素。其他因素包括屈光参差的类型、持续时间、患者的年龄、双眼视力、融合潜力和矫正方式（是框架眼镜还是接触镜）等。

Knapp 法则（Knapp's Rule）可应用于轴性近视或屈光性近视吗？还是二者皆可？

Knapp 法则说：适当地将矫正镜片置于眼球的前焦点处，不论轴性屈光不正的程度如何，均会产生同样大小的视网膜像。有两个因素可妨碍这个法则在临床上的严格应用：①屈光不正很少是纯轴性的，②框架眼镜矫正时，将镜眼距离设定为 15 ~ 16 mm，这在临床上是不现实的（详见第 3 章《模型眼》）。此外，单眼高度近视的视网膜拉伸，增加了光感细胞之间的距离，可导致有效放大率改变，成为两种近视混杂的因素。

Ansel Metropia 是一名 65 岁女性。10 年来，她一直是你的患者。她有弱视（amblyopia）的病史，幼年经过修复治疗成功治愈。最近，她表现为双眼晶状体核硬化，测量屈光为：

OD：−9.00+0.50×116=>20/50

OS：$-6.50+0.75 \times 70 =>20/100$

你给她做了双眼白内障晶状体摘除手术，并植入人工晶状体（人工晶状体计算非常准确），4 周后复查屈光为：

OD：-1.00 球镜 $=>20/20$

OS：-1.00 球镜 $=>20/15$

你扫了一眼病历上的验光结果，进入诊室，还以为患者会给你送花或者拥抱什么的。但与此相反，**Metropia** 女士横眉怒目，她男朋友也握紧了拳头。

"看什么都是双影的，"她大声说。

"她现在啥也做不了，"她男朋友抱怨道，"她在家整天坐在沙发上，今天来这儿还是我开的车。"

你快速地为她做了交替遮眼检查，并没有发现斜视。那是什么地方出问题了呢？你现在能做些什么？

现在的问题是 Ansel 存在罕见的物像不等。你回想起手术前她有一些屈光参差，你回看她的病例，发现她 10 年前的屈光为：

OD：$-8.00+0.50 \times 116 =>20/20$

OS：$-2.50+0.75 \times 70 =>20/15$

你还注意到，她术前还具有很好的立体视差。这样，她有 5.5 D 的屈光参差，在儿童时期经过较好治疗后，她的大脑已经适应了物像大小的差别。随着左眼白内障的病情的发展，不对称的近视发生转位，屈光参差就显得不那么严重了。手术去除屈光参差后，左眼物像的大小增加了 $2\% \times 5.5$ D=11%。大多数成年人可以耐受 3 ~ 4 D 的屈光参差（6% ~ 8% 的物像不等），但是很少有人能耐受 11% 的物像不等。

针对这种症状，你可以在右眼配 +4 D 接触镜，相当于"误差镜头"，这就使得右眼需要 -5 D 框架眼镜，而左眼是 -1 D，恢复了双眼的差异。通过反复试验确定消除物像不等所需最小的接触镜度数。知道这个度数后，如果患者不愿意配戴接触镜，那么可以更换人工晶状体或者进行屈光手术。

14

低视力

低视力（low vision）患者在什么时候需要助视器？

当患者的视力不能满足他（她）的视觉需要时需配戴助视器。有的患者的视力在 20/40 时可能需要助视器，而有的在 20/200 时才需要助视器。

叙述评估一名 52 岁男性低视力患者的步骤。

- 病史：视力丧失的持续时间和过程可能会影响他是否需要并愿意接受助视器。视力恶化前他拥有什么样的生活习惯？他当前的职业是什么？有何业余爱好？对你能给他提供的帮助，是否期望值过高？是否有其他机体障碍（例如震颤、耳聋等）？是否对科技有恐惧感？是否有低视力助视器？如果有，那么这个助视器是现在还在使用还是曾经起过作用？
- 检查：针对远视力和近视力的准确验光。利用低视力表检查视敏度，或者让患者慢慢移近视力表。观察患者是否可以自我调节？此时，还需要注意其他眼部病变，这些发现可能影响助视器类型的选择，例如眼球震颤、畏光、无虹膜或者视野缺损。
- 试用各种低视力助视器：观察哪一个是最适合他的？大多数患者将需要不止一个低视力助视器。

一名患者在你的诊室就诊，他不能读出视力表上最大的"E"字。如何定量评估这名患者的视力？

如果你诊室内没有专门为低视力患者设计的低视力卡片，那么你可以让患者走到视力表近前。视力是按比例改变的。也就是说，如果患者在 5 m 处能看到 20/100 那一行，那么，他视力就是 5/100（可转换为 20/400）。

注意，如果患者有潜在眼球震颤，那么遮盖单眼会降低视力。检查这种病例时，不用遮挡板遮挡对侧眼，而是用正球镜雾视对侧眼，或者检查双眼注视状态下的视力。有中间带的眼球震颤患者还需要采用代偿性的头位，以获得最佳视力。

你还应该测量低视力患者（单眼和双眼状态下）的近视。

试讨论 Kestenbaum 法则（Kestenbaum's Rule）。

Kestenbaum 法则可以帮助你估计低视力患者看近时所需的下加屈光力。阅读距离为 40 mm（16 英寸）时，报纸字体（J5，8 点，1 M）需要大约 20/50 的视力。这个阅读距离（0.4 m）需要下加 +2.50 D（1/0.4），这个下加屈光力是斯内伦视力表视力的倒数。远视力为 20/120 的患者，可以估计其看近所需的下加屈光力为 120/20=+6.00 D。这个结果只是一个起始点——你还是需要将镜片放入试镜架，再递给患者一张报纸（以做进一步调整）。

一名 11 岁学生被发现患有遗传性视神经萎缩（hereditary optic atrophy）。她的最佳矫正视力为 20/80 OU，屈光力为 –3.25 D 球镜 OU。需要给她什么样的下加度数？

完全不需要。只要她有正常的调节能力，11 岁儿童应该能够独自将物体调整至合适的距离，以获得足够的放大倍数。评估她的调节力时，可以通过让她手持近视卡，随意移近视力卡至她认为的最佳位置，此时，你开始检查视力，并进行动态视网膜检查来对她的调节力进行评估。

台式放大镜（stand magnifier）和手持式放大镜（hand magnifier）的差异是什么？

这两种放大镜都是帮助看近的，但是各有优缺点。手持式放大镜便宜，容易获得，易于携带，并且眼手之间距离可以调整。但是，当手持放大镜离眼睛较远时，或者当脑卒中、震颤或关节炎的患者难以握持放大镜时，放大镜的视野较小。台式放大镜更适合于脑卒中、震颤或关节炎的患者使用，但是其体积较大，难以装在口袋或钱包内携带。有的台式放大镜有固定的距离，有的可以调节高度；而且在设计固定的台式放大镜时已附加了用于阅读的下加屈光力。

一名 **57** 岁的牙科医生，患有早发型黄斑变性（**macular degeneration**），最佳矫正视力为 **20/50**。他有三个上大学的孩子需要付抚养费。因为他的残疾福利政策失效了，所以他还需要继续工作，以免入不敷出。你会给他配手持放大镜吗？还是给予其他选择？

手持放大镜显然是不合适的，因为牙科医生需要空出双手来完成他的工作。可以考虑高屈光力近用正球镜联合基底向内的三棱镜，但这个方法也只能是暂时性的，因为他在患者口腔内操作时，需要更长的工作距离。（这种基底向内三棱镜焦距短，视线过度聚合，因此将其配高度数近用正球镜可有助于缓解这种聚合。）（头戴式）手术用的小型放大镜是最适合的选择，这样他就可以获得更高的放大率，同时又具有合适的工作距离。

望远镜什么时候对低视力患者有用？

当低视力患者需要更好的远视力，而框架眼镜矫正不能满足时，可以采用望远镜。望远镜可以锚定在（双眼或单眼）框架眼镜上，或者设计为手持式。患者通常用望远镜去看公交车牌或者街道路标。在某些情况下或者在某些地区，如果患者的视野完整，那么他们可以在望远镜的帮助下获得驾驶执照——最好使用手持式望远镜，这样可以保留周边视力，而框架眼镜上锚定的望远镜只能用来看街道牌号。框架眼镜上锚定望远镜既不美观，又很沉重，且所有望远镜都对视野有所限制。可以在远用望远镜上覆盖一个正球镜，来起到近用助视器的作用。

探讨闭路电视（closed circle television, CCTV）及其相关设备的优势和局限性。

闭路电视可提供高倍放大率和高对比度的图像，但是设备昂贵，不易携带。使用时，必须将阅读的资料在摄像头视野范围内来回移动，当放大率非常高时，动手能力差的患者操作起来会非常困难。

如今，很多其他的先进技术正逐渐应用于低视力患者。例如，Ray Kurzweil 开发了一个手机应用程序，患者可以用手机摄像头拍照，将图片处理为文字，再将文字转换为语音。

计算机扫描仪比常规的闭路电视对患者灵活性的要求更低。整页文字（即使是多栏内容）可被扫描进入电脑，数据处理后可显示为单行文字，在屏幕上滚动显示，使用者还可以控制滚动速度。

分析在治疗低视力时使用的非光学方式。

非光学方式包括：大字体书籍及杂志、模版、自动计分器、签名导引、电脑程序、高对比度阅读材料、充足光照、大字体扑克牌、大字体电话、手表和定时器等。吸光的透镜可以帮助被眩光困扰的患者（例如，白化病和无虹膜患者）或者暗光下视力更好的患者（例如，先天性全色盲患者佩戴暗红镜片时视力最好）。黄色透镜可滤过蓝光；即使是正常人也只有极少的蓝色视锥细胞，因此黄色镜片可以减少蓝光产生的眩光和散射，而不会影响中心视力。

15

反光镜

一位身高为 **160 cm**、生活很节俭的眼科医生想从超市买一面镜子（反光镜，mirror），也就是"仪容仪表镜"。她想把镜子挂在墙上，希望从镜子里看到自己的全身，这样才好去上班。她必须从 **1、2 和 3 m** 的镜子中选一个。哪一个镜子既满足她的要求，又最短（也就是最便宜的）？她看到自己的像是实像还是虚像？

她应买 1 m 的镜子。从她脚发出的光线需要从离地 80 cm 高的地方达到镜面，才能反射至她的眼睛。在这一点以下是不需要镜面的。如果镜面的顶端与眼睛平齐，只需要 80 cm 高的镜子就可以了；若再多加几厘米，她还可以看见自己蓬松的头发。[如果她穿尖头的皮鞋，她需要在镜面下方再多加几厘米（此时镜面不止 80 cm），这样就可以看见自己的鞋尖。]

平面反光镜只是反射光线的方向，不改变其聚散度，因而它的屈光力是零。真实物体透过平面反光镜形成的像总是虚像、直立的，且大小与实物一样。

在眼科设备中，眼球的哪一部分被当做是凸面反光镜？

角膜曲率计检查时，将角膜（实际上是泪膜）作为一个凸面反光镜。

Ginger 是一名女模特、演员，她在检查眼妆时发现两根睫毛之间有个污点。此时，她距离平面反光镜 10 cm。污点的像距离镜面有多远？距离 Ginger 的眼睛有多远？

进入镜面光线的聚散度是 $U=1/0.1\ m=-10\ D$。平面反光镜内的聚散度等于零。离开镜面光线的聚散度为 0+（−10）=−10 D。因此，像距离镜面为 1/10 D=0.1 m=10 cm，

83

或者说距离 Ginger 的眼睛 20 cm。

Ginger 想仔细观察这个污点，她翻转镜子，用镜子另一面的凹面反光镜观察。凹面镜的曲率半径为 50 cm。放大的污点的像距离 Ginger 的眼睛多远？这时，她发现污点是个虱子，虱子的像是直立的还是倒立的？虱子的横向放大率和纵向放大率分别是多少？

Ginger 没有移动位置，进入镜面光线的聚散度仍然为 $U=1/0.1$ m=-10 D。凹面反光镜的聚散度是 $2/r=2/0.5$ m=$+4$ D。那么，离开反光镜光线的聚散度为（-10）$+4$ D=-6 D（图 15-1）。因此，像距离镜面为 1/6 D=0.167 m=16.7 cm。光线经镜面反射后，仍然是分开的，因而此像仍然是虚像，像的位置是在光线向反方向虚拟延长后相交于镜面右侧 16.7 cm 处，或者是距离 Ginger 的眼睛 26.7 cm 处。沿凹面镜曲率半径画一条中心光线，发现像是直立并放大的。横向放大率为像距离 / 物距离 =16.7/10=1.67 倍（图 15-2）。

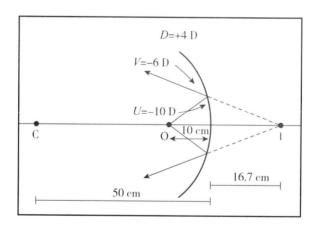

图 15-1　用 $U+D=V$ 确定污点像的位置

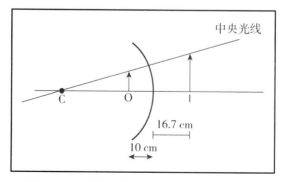

图 15-2　画出中心光线确定像是直立且放大的

（注意：计算放大率时，既可以用像和物到镜面的距离比，也可以用像和物到曲面中心的距离比——这两种方法的计算结果是一样的。）轴向放大率为横向放大率^2=1.67^2=2.8倍。因此，像显得比物高1.67倍，深2.8倍。

16

三棱镜和复视

分别计算光线经三棱镜（prisms）在 A ～ E 点处偏移的距离。光线是向上还是向下偏移？

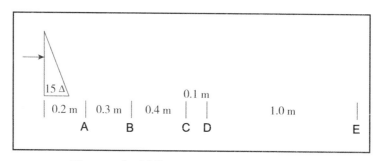

图 16-1 分别计算 A ～ E 点的三棱镜偏移距离

光线向下偏移，朝向底部。光线经过 15 棱镜屈光力（单位为 PD，根据三棱镜的定义）的三棱镜后，在 1 m 处会偏移 15 cm。因此，若在 0.2 m 处，光线会偏移（图 16-2）：

$$\frac{0.2 \text{ m}}{1 \text{ m}} \times 15 \text{ cm} = 3 \text{ cm}$$

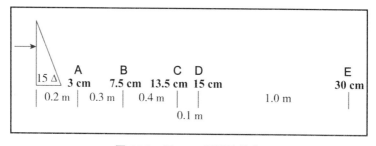

图 16-2 图 16-1 问题的答案

假设一名学生将一个 **10 PD**、基底朝下的三棱镜贴到投影仪的镜头前。投影仪镜头距离投影屏幕 **6 m**。

A. 投影的图像向哪个方向移动？

图像向下移动（图 16-3）。

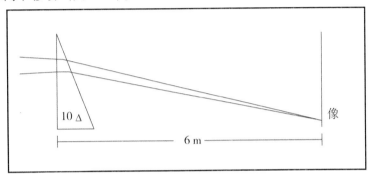

图 16-3　三棱镜将光线拉向基底

B. 图像移动的距离？

60 cm。

$$\left(6\,m \times \frac{10\,cm}{1\,m} = 60\,cm\right)$$

C. 屏幕上的图像是实像还是虚像？

这是实像。像与出射光线在三棱镜的同侧，而不是光线虚拟延长产生的像。

框架眼镜结合三棱镜会有哪些适应证？

对于恒定斜视的患者，三棱镜可用来恢复双眼视力；对于隐斜和间歇性斜视的患者，三棱镜可用来缓解视疲劳。小度数、共同性复视的患者，可以考虑配三棱镜。斜视度数较大的患者很难用三棱镜矫正，其原因简单来说是三棱镜不仅很重，还会产生色差。在将三棱镜加配到框架眼镜上之前，可以先试戴菲涅耳三棱镜（Fresnel Prism），但是要注意，一些患者不能忍受菲涅耳三棱镜导致的眩光和视力下降。

例如，间歇性外斜视、会聚功能不全（看近外斜）、分散不足（看远内斜）、阅读距离屈光参差（伴有垂直隐斜）或内眼手术后获得性斜视的患者均可利用三棱镜治疗。获得性内斜视的儿童在手术治疗前，也可使用基底向外的三棱镜，这是让儿童适应三棱镜的一种方式，可以得出"真正的"内斜视度数。

三棱镜处方如何书写？

一定要详细地标出三棱镜的度数和方向，以及应该在哪只透镜或眼睛上配三棱镜。对于共同性斜视，最好将三棱镜平均分配在双眼，否则一侧镜片要比另一侧重的多。你可以标出每只眼睛三棱镜的度数，或者标出总度数，并在处方上注明"平均分配在双眼"。对于非共同性斜视，最好在运动受限的眼睛前配置三棱镜并覆盖全眼，从而将物像移动到该眼前，而不是让动眼神经系统将眼球运动至物像的方向，因为后一种情况可引起二次偏差。

为了将水平与垂直的棱镜片组合起来，验光师通常会分别写出水平和垂直的三棱镜度数；接着，他们可以直接用这个数据制作三棱镜，但其结果是其一个三棱镜是斜的。无论如何，如果以单眼适应压迫式三棱镜为目的，那么三棱镜方向的准确性是非常重要的。例如，如果你写"6 PD@25°，右眼"，验光师可以将三棱镜基底向外上25°或者将基底向内下25°（图16-4）。因此，你一定要将方向写得特别准确（例如，"6 PD 基底向外上25°"）。

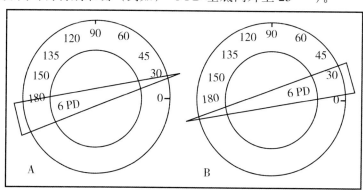

图 16-4　处方"6 PD@25°"可以导致模棱两可的结果。虽然都是 **25°** 经线，但是图 **A** 中为基底向外下；图 **B** 中为基底向内上

什么是普伦提西定律（Prentice's Rule）？

$$PD = h \times D$$

　　D 为透镜的屈光力，h 是透镜上光的位置到屈光中心的距离，单位为 cm，PD 是三棱镜屈光力。当光线从透镜屈光中心以外的任意一点穿过透镜时，就可以利用该公式计算此透镜的三棱镜屈光力。

将一个 7 PD 的三棱镜基底向外上 45°，置于一名正位眼患者左眼前。该患者主诉有复视（diplopia）。

A. 产生的垂直三棱镜屈光力（vertical prismatic power）是多少？

　　左眼，5 PD，基底向上。

　　第一步是将三棱镜屈光力分解为垂直和水平两部分。由于三棱镜的角度为 45°，因而分解的两部分的屈光力是相等的（图 16-5）。

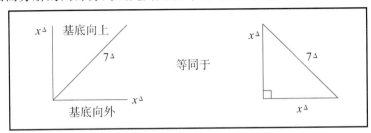

图 16-5　斜方向棱镜片的屈光力

　　根据勾股定理：

　　$x^2 + x^2 = 7^2 = 49$，即 $2x^2 = 49$。这样，$x = \sqrt{25} = 5$

　　因此，所置的三棱镜屈光力的垂直分量为 5 PD，方向是左眼基底向上。

B. 该三棱镜屈光力的水平分量是多少？

　　5 PD，基底向外。计算方法同上。

C. 用交替遮眼法检查该患者时，他表现出什么样的斜视？

　　左眼上斜视和外斜视。为了理解三棱镜引起的垂直斜视，可以设想左眼和右眼在看同一个物体（右眼注视视标）时，左眼的视网膜中央凹发出一束光线，穿过基底向上的三棱镜后，偏移至物体的上方。换句话说，左眼看物时视线偏高，产生左眼上斜视。针对这个问题还有一种思考方法，如果将基底向上的三棱镜置于左眼前，就需要一个基底向下的三棱镜矫正，根据我们的临床经验，这可治疗左眼的上斜视。相似的道理也可用于解释外斜视。

D. 在右眼前放置多大屈光力的三棱镜可以消除复视？

7 PD，基底向内上。为了矫正左眼上斜视（右眼下斜视），右眼需要基底向上的三棱镜。为了矫正外斜视，则右眼或者左眼需要基底向内的棱镜片。

物像跳跃（image jump）和物像移位（image displacement）的区别是什么？

物像跳跃是由于在双焦点子镜片的顶端突然产生的三棱镜效应导致的。采用圆顶子镜片，当眼球下转时（视线进入子镜片），会因为突然介入的基底向下三棱镜效应，导致物像向上"跳跃"。如果双焦点子镜片的光学中心位于子镜片的顶端，例如富兰克林（Franklin，直分界）透镜，就不存在物像跳跃。（渐进多焦点镜片没有物像跳跃。）

物像移位是指总的三棱镜屈光力在处于阅读位置时产生的一种效应。当双焦点子镜片的三棱镜效应与主镜片的三棱镜效应相反时，物像移位可以最小化。

近视患者应验配平顶子镜片［或富兰克林（直分界）镜片］，使物像跳跃和物像移位最小化。而对于远视患者，就不那么容易选择了，因为这要取决于某一特定患者的哪种干扰最明显。理论上，对于经常转换看远和看近的患者（如服务员、接待员或店主等），物像跳跃的干扰会更明显；然而，从看远转换到看近通常很快，往往来不及注意物像的跳跃。物像移位可能对在办公桌前工作的人（如律师、会计或画家等）干扰更多。对于远视者，圆顶子镜片将物像移位最小化，物像跳跃最大化；而平顶或富兰克林型子镜片将物像跳跃最小化，物像移位最大化。

实际上，很多配镜师愿意给近视或远视患者配平顶子镜片，因为平顶子镜片易于制作，成本也较低。只要患者无不适主诉，这样做就是合理的；但需记住，当遇到患者不喜欢新配的双焦透镜时，就需要考虑上述关于子镜片的问题。

你给当地的一名玩忽职守的律师做了双眼白内障手术，她名叫 Ruth Leslie Lawless，她的屈光是 OD−4.00=20/15，OS−1.00=20/15；眼镜下加屈光力为 +2.50 D，她双眼在舒适距离的视力均达到 J1+。她看远正位，也没有物像不等，但是她很生气地抱怨戴眼镜往下

看时有垂直复视。

A. Lawless 女士通常用直分界双焦镜片屈光中心下方 0.7 cm 处的区域阅读。在阅读位置，会产生多少三棱镜屈光力？

根据普伦提斯定律，右眼三棱镜屈光力为（-1.50 D）×0.7 cm=1.05 PD（近视，基底向下）；左眼三棱镜屈光力为（+1.50 D）×0.7 cm=1.05 PD（基底向上）。当考虑三棱镜诱导的隐斜时，一只眼睛的三棱镜为基底向下，另一只眼睛的三棱镜为基底向上。因此，总的三棱镜屈光力为 1.05−（−1.05）=2.1 PD，右眼，基底向下（或者 2.1 PD，左眼，基底向上）。患者也许能够学会融合这一垂直的隐斜，但现在她还没有适应。

B. 针对该屈光参差患者，列举几个减轻其下方视野三棱镜效应的方法。

许多患者可以从生理上适应此效应，或者学会调整轻微的垂直斜视，但是如果他们做不到，那么下面的方法可能会有所裨益：

- 削薄三棱镜（双中心磨制法）（译者注：将镜片背面下方磨掉一些，以部分改变三棱镜效应）
- 角膜接触镜代替框架眼镜
- 降低双眼镜片的光学中心，补偿看远和看近在垂直方向的不平衡 （译者注：减小看近时屈光中心的距离）
- 将远用和近用的镜片分开
- 双眼采用不同的子镜片
- 双焦子镜片上附加菲涅耳三棱镜

一名 20 岁珠宝设计师，以前未戴过眼镜，看远矫正处方为：

OD：−8.00 D

OS：−8.00 D

他不需要双焦透镜。他可利用任何透镜的光学中心下方 12.5 mm 处的区域阅读。

A. 每只眼产生的三棱镜屈光力是多少？

双眼各 10 PD，基底向下。根据三棱镜屈光力的计算公式，如图 16-6 中的示意图提示，负镜片的作用相当于尖对尖的两个三棱镜片。（类似地，正镜片的作用相当于基底对基底的两个三棱镜片。）应用普伦提斯定律：1.25 cm × 8.00 D =10 PD，双眼基底向下。

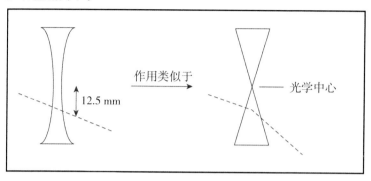

图 16-6 凹透镜的三棱镜效应示意图

B. 如果阅读位置在光学中心下方 10 cm 区域，那么眼前 0.5 m 处的一块绿宝石的像会发生多少移位？

每只眼 5 cm。

$$\left(10\,\text{cm} \times \frac{0.5\,\text{m}}{1.0\,\text{m}} = 5\,\text{cm}\right)$$

C. 如果患者用镊子去夹绿宝石，他会夹到绿宝石的上方还是下方？

上方。物像向上方移位，比实际的物体高（图 16-7）。

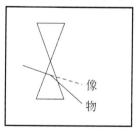

图 16-7 利用凹透镜向下看时，物像的移位

D. 患者看到的像是实像还是虚像？

虚像。像的位置是由光线虚拟延伸确定的。

E. 在透镜的阅读位置，会测量出什么样的垂直斜视偏差？

无偏差！透镜在两眼前均产生三棱镜基底向下作用，每只眼会看到等量的物像移位；这样，两眼看到的物像之间没有差异。

F. 如果患者看向光学中心右侧 10 mm 处，测量的水平偏差为多少？

无偏差。详见图 16-8。

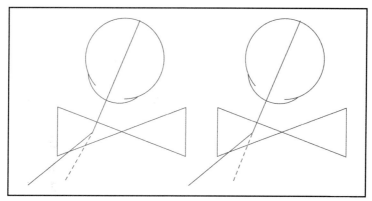

图 16-8 向右侧看时的像移位。双眼物像的移位距离相等

双眼物像的移位距离是相等的。（右眼三棱镜基底向外，左眼三棱镜基底向内。）双眼物像的移位距离为 10 cm×8 D=8 PD，方向为左侧。

G. 在阅读位置，双眼均向鼻侧移位 3 mm。在这个位置，总水平三棱镜基底效应是多少？

4.8 PD，棱镜基底向内。在此病例中，框架眼镜贡献的基底向内三棱镜屈光力为 0.3 cm×8 D=2.4 PD，双眼均为基底向内。总的棱镜屈光力为 4.8 PD，基底向内（图 16-9）。

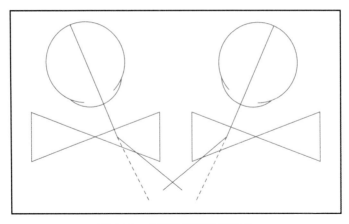

图 16-9　阅读位置的物像移位

斜视王国的公主 **Rule**，右眼戴 **+5.00 D** 球镜，左眼戴 **−5.00 D** 球镜。她主诉复视多年。你测出她有 **4 PD** 内斜。框架眼镜没有问题，你想给她配三棱镜片。但不幸的是，该王国禁止配三棱镜片，配了就要处以死刑（国王幼年时曾遭受过度的视力矫正治疗）。若不配三棱镜片，你该如何移动框架眼镜的光学中心来治疗第一眼位的斜视？

矫正此斜视所需的三棱镜屈光力为 4 PD，棱镜基底向外。可以有许多种方法达到此目的。其中一种方法是将两眼的透镜的光学中心向患者的右侧移动 4 mm，每只眼各产生 2 PD 的三棱镜效应，见图 16-10。

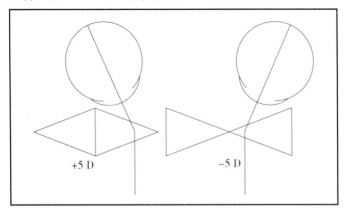

图 16-10　光学中心移位获得三棱镜效应

右眼的（凸）透镜应移向患者右侧，产生的三棱镜屈光力为 $x \times 5$ D=2 PD，即向右侧移位 x=2/5=0.4 cm 或者 4 mm。

左眼的（凹）透镜也应向右侧移位 4 mm，产生 2 PD 基底向外的三棱镜效应。这样加起来，就产生了 4 PD 基底向外的三棱镜效应。但会遇到一个问题，当患者向右侧看时，会再次使用两侧透镜的光学中心，重新出现复视。

注意，假如左眼的镜片是正透镜，需要将左眼镜片的光学中心向左移，以消除正前方的复视。在这种情况下，各个注视眼位都会产生一定的三棱镜效应。当将镜片光学中心移位获得三棱镜效应时，要仔细考虑这个三棱镜效应在其他注视眼位会产生怎样影响。

什么是菲涅耳三棱镜？佩戴菲涅耳三棱镜时，患者可能会感受到哪些不利的光学效应？

可以把它们想成一系列细窄的三棱镜条带依次相连组成的阵列，并刻在一层塑料薄膜上。市售的菲涅耳三棱镜屈光力为 1 ～ 30 PD。将菲涅耳三棱镜按照框架眼镜形状剪裁，在水下将其贴在镜片上即可，类似于贴花的方法。患者可能会注意到视力下降，尤其是压贴高屈光力的三棱镜，原因是这种三棱镜效应会引起色散（chromatic aberration）和眩光（glare）（图 16-11）。

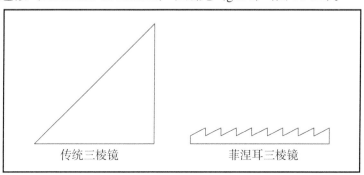

传统三棱镜　　　　　菲涅耳三棱镜

图 16-11　普通三棱镜和菲涅耳三棱镜的比较

红绿（双色）试验（duochrome test）的原理是哪种像差？它是如何工作的？

色像差。透镜的三棱镜效应引起的色像差是红绿平衡试验的原理。不同波长的光通过眼球屈光系统时偏折（折射）的角度不同。短波长的光（绿色或蓝色）偏折较大，而长波长的光（红光）偏折较少（图 16-12）。

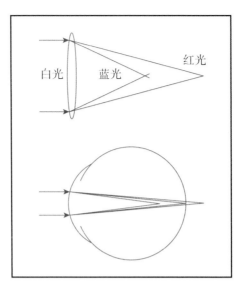

图 16-12 透镜和眼球的色像差

　　红光和蓝光的色距约 1.25 D。当黄光准确聚焦时，眼睛对于蓝光来说是近视的，对于红光来说是远视的。红绿（双色）试验使用的红绿滤光片使投射视力表左右两侧的焦点之间产生约 0.5 D 的色像差。

红绿（双色）试验是如何操作的？可以应用于色盲患者（color blind individual）吗？

　　红绿（双色）试验是检查单眼。检查时，首先从最模糊的一侧开始（使用过度正镜片，使得患者看到红色一侧的字母清晰）。此时调整球镜，直至两侧的字母同样清晰。这个时候，红光在视网膜后的距离和绿光在视网膜前的距离相等，这意味着黄光可以准确地聚焦在视网膜上——达到在白光下视物最佳的屈光矫正。如果调节没有完全放松，或者视力不佳，可导致测量结果不准确。

　　是的，红绿（双色）试验可以应用于"色盲"患者。他们的色像差和正常人的一样。

一名戴框架眼镜的 10 岁足球运动员，近视的度数为 8 D，准备"清洗眼球"，然后进行眶壁骨折修复手术。最近的一场比赛中，该患者用头顶球后，出现复视，到急诊室就诊。整形医生计划在 30 分钟内手术，修复"白眼"眶壁爆裂性骨折（orbital blowout freuture）。手术后，患者感觉舒适多了，但他受到复视的困扰。

遮眼试验显示左眼上斜视（hypertropia）16 PD。眼球运动无障碍。CT 扫描复查结果提示眶壁骨折没有骨壁移位，也没有明确的嵌夹；影像医生也证实这一点。但该运动员的眼镜已经弯曲变形了。

A. 患者的眼睛发生了什么？你该怎么做？

曲面眼镜（bent glasses）导致光学中心移位，进而产生三棱镜效应。应该戴试镜架加镜片重复测量，确定有无斜视，然后取消手术，修复眼镜。

B. 眼镜该如何弯曲，可帮助遮眼试验发现右眼下斜视？

如果眼镜弯曲，右眼镜片上移，左眼镜片下移，右眼从凹透镜的光学中心下方看物，眼前将产生基底向下三棱镜效应。同时，左眼从凹透镜的光学中心上方看物（产生基底向上三棱镜效应）。将三棱镜屈光力相加，可以认为是在右眼前放置了基底向下的三棱镜。为了中和产生的三棱镜效应，你需要在右眼前放置基底向上的三棱镜，根据你的临床经验，这种方法可以中和右眼下斜视（左眼上斜视）。因此，镜片弯曲的方式为右眼镜片向上，左眼镜片向下。

C. 镜片弯曲多大程度（以 cm 为单位）可以产生三棱镜屈光力为 16 PD 的左眼上斜视？

如果每只眼镜片的光学中心移位 1 cm，产生的斜视即为 1 cm × 8 D=8 PD，右眼三棱镜基底向下，1 cm × 8 D=8 PD，左眼棱镜基底向上，产生的总三棱镜屈光力为 16 PD。

17

眼科器械

什么是日内瓦透镜测量计（Geneva lens clock）？

日内瓦透镜测量计可通过计算活动指针转动的偏角来测量透镜表面的曲率半径。因为大多数透镜测量计按照光学玻璃校准（$n=1.523$），所以在用它测量其他材质透镜时需要进行换算。透镜测量计的指针是为玻璃透镜设计的，因此应注意测量时不要用测量计的指针刮擦树脂透镜。

为什么基弧具有重要的临床意义？

基弧（base curve）影响透镜的放大率，大多数的屈光力可以分解为若干个基弧。如果患者习惯了某一固定的基弧（放大率），那么改变基弧——即使总屈光力不变——可能引起视疲劳症状。

手动检镜仪（又称焦度计，manual lensmeter）的光学原理是什么？它是如何工作的？

验光仪原理（optometer principle）。在一个未知透镜（接触镜或者框架眼镜镜片）前放置一个可移动光源，沿着光轴前后移动光源目标，直到离开透镜的光线聚散度为零。通过一个望远镜观察该光源目标时，观察者可获得一定的放大率并放松调节，准确判断中和时的平行光线。如果没有附加第二块透镜（也叫固定透镜或"验光仪"透镜），那么查片仪的标度盘的显示就为非线性的。也就是说，从 1 D 调至 2 D 时，标度盘上需要移动很大的刻度，而从 14 D 调至 15 D 时，仅需移动微小的刻度。固定透镜需精确地放置，使它的焦平面恰好与未知透镜的位置重合（图 17-1）。观测者前后移动固定透镜后面的光源目标，可不断地改变进入固定透镜的光线聚散度。光源目标与固定透镜后主平面之间的直线距离直接正比于未知透镜的屈光力。如果未知透镜的屈光力为零，光源目标移动到固定透镜的后主平面位置时，聚焦最佳（图 17-1）。

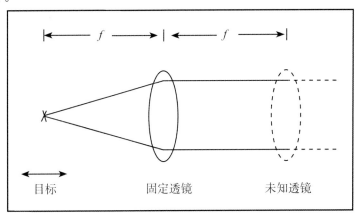

图 17-1　验光仪原理。"f"为固定透镜的焦距

如何测量三棱镜的屈光力及眼镜片光学中心的偏心（decentration）？

让患者注视你与他相对的眼睛（如患者右眼注视你的左眼）。用记号笔在镜片上标记视线与透镜相交的一点。将镜片置于检镜仪上，标记点对准检镜仪上的前锥体。如果检镜仪的"十"字目标不在中心，即存在三棱镜屈光力。这个三棱镜屈光力可能来自磨配的三棱镜，也可能来自透镜的偏心。如果移动镜片没有发现任何位置可以将"十"字置于中心，那么就存在磨配的三棱镜屈光力。如果你发现某一个位置可将"十"字居于中心，那么三棱镜屈光力来自于光学中心的偏移，但也可能来自于磨配的三棱镜屈光力，尤其是高屈光度透镜。这就解释了在镜片上标记视线与镜片的交点很重要的原因，那么实际测量的三棱镜屈光力（患者实际视物时，镜片具有的三棱镜屈光力）就是精确的。

镜片的三棱镜屈光力可以从焦度计（检镜仪）目镜同心圆上的刻度读取。如果焦度计的"十"字中心向下偏移至圆圈标记的"1"，即为 1 PD 基底向下三棱镜。如果"十"字中心不在刻度范围内，必须手持一块基底方向相反的三棱镜，来确定待测镜片的三棱镜屈光力。例如，如果将 10 PD 基底向上三棱置于焦度计光路中，"十"字恰好位于圆的中心，那么镜片一定含有 10 PD

基底向下三棱镜。

检影时顺动和逆动("with"and"against"movement)的来源是什么?

中和时,患者眼睛的远点重合于检眼镜的观测孔,从患者眼球返回的所有光线通过观测孔到达检查者。这样,患者瞳孔区似乎充满了光线。

当患者眼球远点落在检查者之前或者之后时,只有部分光线从患者的眼睛返回,穿过观测孔。这样,瞳孔区中返回时能通过观测孔的那部分光线就发亮,而返回时被阻挡的不能通过观测孔的那部分光线就发暗,产生明暗条带。如果患者眼球有过度的正屈光力(远点在观测者和患者之间),光线在到达观测者之前发生颠倒,条带移动的方向和光源方向相反,于是看到了"逆"动。如果患者正屈光力不足(远点在观测孔之后),光线不发生颠倒,这样看到的就是"顺"动。

什么是光学分视(optical doubling)?为什么会有用?哪些眼科器械利用这个原理?

光学分视经常被用于精确地测量可移动物体上的某一微小距离。理论上来说,简单地在目镜上镌刻刻度线,就可以测量感兴趣的目标(例如,测量垂直方向的角膜横截面用于放大物像的宽度,即角膜厚度)(图17-2,左图)。但这实际上是无法操作的,因为当测量者用刻度线对齐放大的图像时,患者必须保持纹丝不动。有一种测量方法可以取而代之:先假设整个视野可以平分为上下两半。现在,假设下半部分通过三棱镜向右平移(图17-2,右图),调整三棱镜的屈光力,直到下半部分物像的左侧边缘(在这个例子中是角膜上皮)对齐上半部分物像的右侧缘(角膜内皮)。在分视三棱镜下,这两个分开的物像,即使在患者移动时,也不会改变相互关系(因为两个物像一同移动)。物像的实际大小(在这个例子中是角膜厚度)可以根据对齐物像所使用的三棱镜屈光力计算得出。

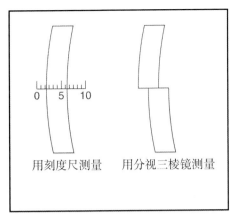

用刻度尺测量　　　　用分视三棱镜测量

图 17-2　光学分视法，避免了测量时将刻度尺对准移动目标的需要

物像分视的方法可应用于角膜曲率计（Bausch 和 Lomb 角膜曲率计，采用恒定大小的投射环和可调节的分视物像；Javal-Schiotz 角膜曲率计，采用固定的分视物像和可调节的投射环间距）、角膜厚度计和压平眼压计。

角膜曲率计（keratometer）实际测量的是什么？

角膜曲率计实际测量的是角膜反射的物像大小。用光学分视的方法精确测量该物像的大小。物（投射环）的大小是固定的，根据物和像的大小比例，可计算角膜中央很小的（3 mm）环形区域的放大率。根据这个放大率，再计算角膜的曲率半径，公式为 $D=2/r$。但是反射力（将光线从角膜反射的能力）和折射力（当光线穿过角膜时的屈光力）不一样。我们知道，可以根据曲率半径，得到屈光力，采用公式：

$$D=(n'-n)/r$$

这里，角膜曲率计测量得到 r 值，空气的折射率为 1.000，角膜的折射率为 1.3375。于是，可以将曲率半径转换为屈光力。

注意，我们并不能确定每一个人的角膜折射率均为 1.3375。这是"标准"角膜折射率，当采用该折射率，曲率半径为 7.5 mm 时，角膜屈光力恰好为 45 D。如果你用角膜曲率计测量一名外星人的角膜，角膜折射率可能完全不同，你们只能准确地测出曲率半径。

评估角膜表面的其他方法有哪些？

Placido 盘（Placido's disk）有很多被角膜表面反射的同心圆环，它们的规律性（或者无规律性）被主观地研究。这种分析同心圆环移位的方法是许多计算机地形绘制系统的基础。这些设备被用来评估整个角膜表面，而不是像角膜曲率计那样只分析很小的中央区域。采用角膜影像镜（videokeratoscope）计算机确定圆环的位置，多点测量每个圆环之间的距离来构建角膜形貌图像。

Pentacam 角膜形貌成像系统（Pentacam corneal topography system）采用旋转扫描光学裂隙对眼前节成像，然后进行数学计算，构建 3D 模型。这样可以测量角膜前后表面的形貌、角膜厚度、前房的三维结构，以及角膜和晶状体的密度。

什么是像差分析（wavefront analysis）？

像差分析是将一束激光投射至中心凹，分析反射的光波。在理想的光学系统中，反射光波是完全平坦的。但实际上，光波因眼球屈光系统中的各种像差而扭曲。通过一系列感受器，可以检测反射光波中的这些扭曲变化，检测这些反射光波的角度和方向。感受器输出的信号经处理，加工成彩色地图形式，地图上的每一点代表反射光波在该位点的像差。分析这些"地图"可以用于设计屈光手术时角膜切削的方法。

裂隙灯（slit lamp）发展的革命性基本原理是什么？

共中心点。裂隙灯包括照明系统和观察系统；照明通路和观测路径相交叉，产生共中心点，照亮的裂隙即准确成像在这个共中心点上。这使裂隙光带和要观测的物体总是保持精确聚焦。

角膜内皮显微镜是如何工作的？正常内皮细胞"计数"是多少？

通过直接观测照明光线的反射光，可以看到角膜内皮细胞和房水之间的交界面，并可用来计数内皮细胞。一名年轻人正常的角膜内皮细胞计数为 $3000/mm^2$，老年人为 $2250/mm^2$。

厚度计（pachymeter）是什么？它是如何工作的？

厚度计（测厚计）测量厚度（角膜厚度或者前房深度），采用的方法为光学分视（老式模型，贴附在裂隙灯上）或者超声（超生生物显微镜），均可达到目的。

压平眼压计（applanation tonometer）如何工作？刻度盘上的数值代表什么？测量散光的角膜时会产生误差吗？

见前文光学分视的讨论。用树脂三棱镜将视野平均分为上下两部分，分开距离为 3.06 mm。增加压迫眼球的力与泪膜扩张相对抗，直至上下各半圆的内缘对齐。眼球压平区域的直径为 3.06 mm（不是面积！），从刻度盘中读出所用的力，单位为达因（dynes）。将这个以达因为单位的数值乘以 10，即得到眼内压的值，单位为 mmHg。

如果存在显著散光，压平的区域为椭圆而不是圆。你可以旋转三棱镜将红色标记对准负柱镜方向，补偿校准。另一种避免误差的准确方法是测量两次：水平放置分视三棱镜测量一次，再垂直放置分视三棱镜测量一次，两次读数的平均值即为真正的眼内压。超过 4 D 的角膜散光可以引起较明显的测量误差，然而，即使是 4 D 角膜散光也仅引起 1 mmHg 的测量误差。

Goldie Mann 是一名 38 岁女性，LASIK 手术成功后第 4 年前来复查。她没有不适主诉。她 48 岁的哥哥最近诊断为可疑青光眼（glaucoma），她母亲就是因为青光眼致盲的。检查时，她裸眼视力右眼 20/25，左眼 20/20。用 Goldmann 压平眼压计测量两眼内压（intraocular pressure）均为 17 mmHg。视盘看起来正常，杯盘比值为 0.3。如何解释这个病例的眼压结果？

Goldmann 压平眼压计的准确性取决于角膜硬度和角膜厚度在个体之间保持相对恒定的假设。做过 LASIK 手术的患者角膜变薄。因此，测量眼压时，可能会低估实际的眼内压。（相反，对于角膜较厚和角膜较硬的个体，测量眼压时，容易高估实际的眼内压。）虽然可以用列线图描述角膜厚度(厚度计)和眼内压之间的关系，但是对于 LASIK 手术后的患者却不一定准确。在这种情况下，一些专家建议测量非中心区域（离开激光治疗区域）的眼压。另外一些专家建议采用气压式眼压计，或者新式眼内压测量装置。无论如何测量眼压，如果患者的角膜过薄或者过厚，他（她）就有青光眼的风险，需要密切随访。在这个病例中，17 mmHg 的眼压很可能是低估了，患者需要进行视神经形态的客观检查和视野检查以作为初始记录。

任何光学放大系统，如果增加放大率，对深度觉（depth perception）有何影响？

一般来说，轴向放大率是横向放大率的平方，因而任何横向放大率的增加，都会导致相应轴向放大率增加得更多。像的深度变化会比宽度增加的更明显。因此，相比于宽度的变化，物体的深度觉会有更夸张的变化。

描述双目间接检眼镜（binocular indirect ophthalmoscope）是如何工作的。

双目间接检眼镜由照明系统和观测系统组成。照明和观测路径均通过手持的凸透镜。通过镜面反射将光源移近观测者的眼睛。双目目镜包含三棱镜，根据全内反射的原理，将观测者瞳孔间的距离降低至约 15 mm。这使得检测者的双眼都能沿着光源的路径进入患者瞳孔，看到照亮的、立体的眼底物像。患者视网膜的虚拟倒像是在凸透镜和观测者之间形成的，可以被检查者看到（图 17-3）。

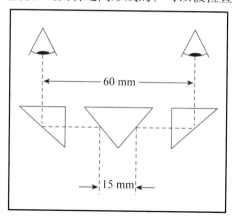

图 17-3　双目间接检眼镜的目镜将瞳孔间距从 60 mm 缩小至 15 mm

小瞳孔间接检眼镜（small-pupil indirect ophthalmoscope）是如何工作的？设计时是如何取舍的？

小瞳孔检眼镜既可以将瞳孔间距降至更低，又可以将光源向双眼移近，使得双眼和光源通过更小的瞳孔成像。这种调节减弱了深度觉，增加了由反射导致的眩光。注意，如果没有小瞳孔间接检眼镜，将头部的光源移近至你的眼睛时，用常规间接检眼镜就可以获得视网膜的单眼物像。

用 20 D 凸透镜看到正视眼患者的视网膜虚像的放大率是多少？

正视眼患者视网膜虚像的放大率是患者眼球屈光力与凸透镜屈光力的比值。这样，对于 20 D 凸透镜，横向放大率为 60/20＝3 倍。（眼底病变时深度或高度的）轴向放大率为横向放大率的平方，3^2＝9 倍。然而，当你与患者瞳孔间距由 60 mm 降至 15 mm 时，立体视线索降低了 4 倍，这将 20 D 凸透镜的感知轴向的放大率降低至 9/4＝2.25 倍。

15 D、20 D 或 30 D 透镜在间接眼底镜检查中，哪一个的深度失真最小？为什么？

15 D 透镜的深度失真最小。采用与前述问题类似的计算公式（表 17-1）。

表 17-1

放大率和深度失真的计算				
透镜屈光力	横向放大率（60/LP）	轴向放大率（TM²）	实际轴向放大率（AM/4）	深度失真（实际 AM/TM）
30 D	2 倍	4 倍	1 倍	0.50
20 D	3 倍	9 倍	2.25 倍	0.75
15 D	4 倍	16 倍	4 倍	1.00

LP：透镜屈光力；TM：横向放大率；AM：轴向放大率；实际 AM：实际轴向放大率

30 D 透镜将物像变平坦了 50%，而 15 D 透镜提供了相同的横向放大率和深度放大率，没有让物像变平坦。

在直接眼底镜下观察，正视眼患者视网膜的放大率是多少？

检查者把患者眼的总屈光力当作一个简单放大镜使用：60 D/4＝15 倍。也就是说，假如将患者视网膜取出，放在距离检查者 25 cm 处，患者的视网膜看起来比实际大了 15 倍。

当被一名正视眼医生检查时，为什么近视眼的视盘看起来比正视眼的视盘大？

近视患者的眼球内置正屈光力比需要的屈光力大（包含一个正的"误差"

镜头）。为了看清视网膜，需要在眼底镜上安装负镜片，形成一个伽利略望远镜的目镜。这样，检查者通过伽利略望远镜观察患者的眼底时，看到的是一个放大的患者视盘的像。而对于远视患者是相反的。

手术放大镜（surgical loupe）的两个主要组成是什么？

手术放大镜是一个结合了近用下加屈光力的伽利略望远镜。手术放大镜的工作距离是由下加球镜的焦距决定的。

如果手术放大镜校准不当，可能会遇到哪类问题？

校准手术放大镜不当产生的问题包括垂直斜视和水平斜视，这可继发于三棱镜效应；还包括调节问题，可继发于工作距离选择不当。

Bellicose 医生是教学医院的一名中级主治医生。他今天异常焦急地走进手术室，因为他买了新款的、特别高级的 2 倍头戴手术放大镜，但是令他担心的是他不能适应新更换的手术放大镜。果然，第一台的手术还没做完，Bellicose 医生就头痛难忍。他的住院医生 Gunner McSharp 试了一下这个手术放大镜，戴了一会儿，发现了问题："Bellicose 医生，看起来……是这样的……这个新手术放大镜的工作距离设定为 40 cm，但是你一整天都是按 25 cm 用的！"

"Gunner，"Bellicose 医生喊着，"即使是工作距离偏离了这么多，我也可以增加调节……，克服这个 1.5 D 的屈光力来看清楚 25 cm 处。我年龄是比你大一些，但调节 1.5 D 的屈光力是完全没问题的。"

"好的,Bellicose 医生，"Gunner 回答，"您是住院医师培训的主管，您肯定是对的。我为我的无理向您道歉。您应该把这个劣质的手术放大镜退回厂家。"

谁是对的？ Bellicose 医生使用新的手术放大镜操作时需要多少调节力？

正如望远镜通过角放大率放大物像的尺寸，它还可放大光线的聚散度。根据这个原因，通过望远镜看近处物体时的调节需乘以角放大率的平方。在这个病例中，头戴手术放大镜的工作距离设定为 40 cm（1/0.4 m=2.5 D），但是手术者实际工作距离为 25 cm（1/0.25 m=4 D）。Bellicose 计算他需要额外调节屈光力为 4−2.5=1.5 D 即可聚焦清晰。但是，Gunner 了解得更准确，实际的调节屈光力是 1.5 D 乘以角放大率的平方，即 1.5 D × 2^2=6 D。

讨论荧光血管造影的原理。

荧光素钠染料注入静脉，60% ~ 80% 的染料与人血白蛋白结合，而 20% ~ 40% 的染料未结合，仍保持游离状态。荧光素对 485 nm 波长的光吸收得最多，荧光（发射光）峰值为 530 nm。照相机闪光灯的白光通过干涉滤片后，蓝光进入人眼。荧光素吸收蓝光，发射较长波长的黄绿色荧光（530 nm），同时伴随人眼反射的蓝光。将一个阻挡蓝光的干涉滤片置于照相机前，阻止反射的蓝光进入照相机。这样，由黄绿色荧光形成的像就可以在照相机高对比度的黑白胶片上呈现。

吲哚青绿血管造影（indocyanine green angiograply）和荧光素血管造影（fluorescein angiography）的区别是什么？

荧光素血管造影时，激发光和发射光的绝大部分能量被视网膜色素上皮细胞（RPE）和黄斑叶黄素吸收，这样很难看到脉络膜的结构。此外，脉络膜毛细血管层高度窗孔化，使游离的荧光素钠迅速流失。

相反，吲哚青绿血管造影时，吲哚青绿（indocyanine green，ICG）能与血浆蛋白高度结合（98%）。吲哚青绿分别在 805 nm 和 835 nm 处达到最大吸收和峰值（发射）荧光。由于这两个波长落在光谱的近红外区，近红外区的光线更易穿过 RPE 和黄斑叶黄素，因此脉络膜循环更容易被看到。

光学相干断层扫描技术（optical coherence tomography，OCT）是如何工作的？为什么 OCT 的图像比超声图像细致很多？

在 OCT 检查中，共轭、平行的光线从眼球的后极反弹回来，当光波经过视网膜时，由于各处组织的成分不同，返回光波减速的量也不同。为了检测这个变化，从第一束光波分离出另一束共轭光波，并从某一镜面反弹回来，该镜面到光源的距离与视网膜到光源的距离（"参考臂"）应相同。两个光束的相位和（或）频率产生干涉，这些干涉可通过干涉仪与光波结合来检测。计算机分析这些干涉波的变化，产生类似"A 超扫描"形式的图像。和超声一样，一系列 A 超扫描结合起来，形成视网膜二维 B 超扫描图像。因为光波的频率高（波长短）于声波，所以 OCT 图像比 A 超或 B 超扫描图像的分辨率高很多。

激光（laser light）的特殊之处在哪里？

激光是单色的（所有的光量子具有相同的波长）、共轭的、偏振的、平行的（非弥散的）。（详见第 1 章《基本原理》。）它是密度很高的光，可以将很多能量集中发送至一个很小的区域。

"LASER" 这个词代表什么？激光的基本组成是什么？

受激辐射式光频放大器（Light Amplification by Stimulated Emission of Radiation，LASER）。激光的 3 个基本组成如下：

1．电源　提供能量，可以认为是电泵（the Pump）。

2．某种活跃的介质　具有特殊性质，能通过发射光子产生光能量，可以认为是填充物（the Filling）。

3．发射箱　两端内置镜面，光能量在镜面之间来回反射，其中一个镜面可部分发射光能量；称之为发射箱（the Chanber）。

若要制作激光，只需将填充物放进发射箱，开动电泵。例如，将氦和氖放入发射箱。发射箱内有两个镜面，一个镜面一直在反射，另一个镜面 98% 的时间在反射，但是 2% 的时间可以传导光量子。现在，开启发射箱的"电泵"，电极之间周期性地释放一些电子。每一次放电，气体中就释放出一些光量子。但是这些光量子并没有从发射箱中释放出来——在发射箱内镜面之间一次又一次地来回反射，在最后释放出来之前，这些光量子已平均往返了 50 次。一旦被释放，这些光量子具有相同的波长（这要取决于你选的填充物）、共轭（取决于你选的电泵）和平行性（取决于你选的发射箱）。瞧，你已经拥有了一束激光。

一个有趣的事实：一些奇特的物质，如氩（argon）和钇（yttrium），是典型的光量子发射器，经常被用作激光的活性介质；但是，一些更常见的物质也可诱导发射光量子。实际上，彩色明胶发射的可食用激光已经出现[1]。

激光如何损伤组织？列举 3 种不同的机制。

1．烧伤！吸收可造成热损伤。组织吸收能量，局部温度上升，蛋白变性，导致光凝。在此之前，遵守的原则是，待治疗的组织必须吸收该波长的激光，产生光凝。

2．爆破！破坏/等离子体的形成 [详述见下文"钕：钇铝石榴石（Nd:YAG）激光"]。

3．断键！升华。激光能量破坏共价键，此过程不产生热作用和蛋白凝结

[详述见下文"准分子激光（excimer laser）"]。

你正计划用激光提供的热能光凝病变的脉络膜新生血管，患者眼内有白内障及前玻璃体出血。眼球的每一层结构的最佳吸收激光波长是多少？

- 氩蓝绿激光（argon blue green），488 nm。RPE、叶黄素、虹膜和血红蛋白吸收。
- 氩绿激光（argon green laser），515 nm。RPE、叶黄素、虹膜和血红蛋白吸收。
- 氪黄激光（krypton yellow laser），568 nm。RPE、脉络膜和虹膜吸收。
- 氪红激光（krypton red laser），647 nm。黑色素（虹膜、RPE 和脉络膜）吸收，血红蛋白和叶黄素较少吸收。当玻璃体积血或晶状体老化时，氪激光就比氩激光更有优势。
- 二极管激光（Diode laser），815 nm。只有色素上皮细胞层的黑色素吸收，对周围组织有热损伤。这样，治疗视网膜既可以经过瞳孔，也可以经过巩膜（因为巩膜对二极管激光能量的吸收甚小）。与氪激光一样，当眼内有出血时，二极管激光具有一定优势。理论上，可以将激光能量直接传递给脉络膜新生血管膜，而不破坏膜表面的神经纤维束。

Nd:YAG 激光代表什么？

钕：钇铝石榴石（neodymium:yttrium-aluminum-garnet，Nd:YAG）。该类激光产生 1064 nm 红外光区，是不可见光。目标（照明）光线是波长为 633 nm 的氦氖激光。因为眼球对于较大波长的光线的折射率较低，所以 YAG 激光比目标光线聚焦的位置靠后一些。YAG 激光的高能量脉冲可用于产生光震碎作用以及局部机械破坏作用，同时形成等离子体（离子和快速移动的分子）。YAG 激光的产生不依靠吸收，因而可以切割半透明膜（例如，后囊膜）。

准分子激光发射的是哪个波长范围的光？

准分子激光产生高能量的紫外射线，波长范围为 193 ~ 351 nm。在这个波长范围内，光在眼球的每一层均能吸收，尤其是角膜，因为角膜是光波到达眼球时最先接触的组织（除了空气和泪膜）。

在眼科临床实践中，CO_2 激光如何应用？

CO_2 激光可应用于 10 600 nm 的不可见光能量，使组织汽化。通常在眼科整形手术中用作切割刀。能量仅能穿透几微米。

为什么你在设置激光能量单位时，有些激光用焦耳（Joules，J），而有些激光用瓦特（watts, W）？

1 焦耳（1 J）相当于 1 瓦特（1 W）的能量持续释放 1 秒钟（1 s）。也就是说，如果知道释放能量的持续时间，就可以计算出焦耳的量。连续的激光波（例如氩激光）释放的时间是不一定的（依赖于发射装置快门的设置），这样将焦耳设置为能量单位就不可行，也不实际。因此，这时激光的能量单位应设置为瓦特（W）。而对于脉冲激光（如 Nd:YAG），能量是以短脉冲的形式释放，此时瓦特的量是随着时间变化的。但每一个脉冲的总能量是可以测量的，因此焦耳是更合适的衡量单位。

连续激光光波能量单位设定为瓦特（W）。激光点的大小从 100 μm 降至 50 μm。激光束的亮度（辐射照度）如何改变？

激光对组织的作用，取决于它的"亮度"，由能量密度（J/cm^2）或者辐照度（W/cm^2）表示。如果能量是 1W，光点的区域为 $2\,cm^2$，辐照度就为（1/2）W/cm^2 或 0.5 W/cm^2。如果能量维持不变，激光点的大小降至 $1\,cm^2$，辐照度为（1/1）W/cm^2 或者 1W/cm^2。这样，对于任何给定的能量设置，能量密度或者辐照度随着激光点变小而增加。可以直观地理解为：如果你将同样的能量集中到更小的区域（激光点大小），亮度（能量密度）就会随之增加。

注意，我们通常不用 $2\,cm^2$ 的激光点，而是将激光点大小从 100 μm 降至 50 μm，这与上述例子是同样的道理。"激光点大小"通常用直径表示，所以 100 μm 激光点的覆盖区域约为 $0.00008\,cm^2$，50 μm 激光点的覆盖区域约为 $0.00\,002\,cm^2$。这样，如果激光点大小为 100 μm，那么仅 100 mW 的能量发射的辐照度约为 1.25kW/cm^2 或者 1 250 000mW/cm^2，或者如果激光点大小为 50 μm，那么则约为 5kW/cm^2。

本章参考文献

1．Hansch TW．Edible lasers and other delights．Optics and Photonics News．2005；Feb：14-16.

18

优秀的医生，蹩脚的光学：
不满意的患者

一名 56 岁男性患者，因复视找到你会诊。他一直以来没有眼病，直到一周以前，他早晨醒来发现复视。他联系他的姐夫寻求帮助，他姐夫是一名神经影像医生。最后，该患者做了 CAT 扫描、PET 扫描、MRI 和 MRA。然后他养的猫也做了 PET 扫描。所有检查结果都是阴性。有人建议他也许应该看看眼科医生，于是患者找到了你。

A. 对于一名新发生复视的患者，最需要弄清楚的眼部疾病病史是什么？

儿童时期有无遮眼史？（这可以揭示其有无儿童期斜视的复发或者其他异常双眼视觉。）是突然发生的吗？（逐渐发生就不太可能为急性神经系统损伤。）遮挡一只眼时，复视是否依然存在？（单眼复视经常和双眼复视混淆。）一天之中复视会变化吗？（不稳定的斜视提示重症肌无力。）看到的是几个物像？（这可以提供线索以区别单眼复视或视觉问题是否与斜视无关。）物像是垂直分离、水平分离，还是二者都有？其中一个物像倾斜吗？[患者很难区分斜向复视（水平垂直组合复视）和旋转复视（物像倾斜）]

B. 在这个病例中，患者说当他遮挡左眼时，复视消失。你最初假设这是双眼复视，但是遮盖试验表明没有斜视。进行遮盖试验时，他说当遮盖左眼时，复视消失，但当遮盖右眼时，复视依旧。你的诊断为左眼单眼复视。他说通常有 2 个物像，但有时会是 3 个，

112

像是鬼影一样，总是相互重叠，时轻时重，尤其是在看电视时（复视）更清晰。单眼复视的原因是什么？列举一个关键的诊断方法。

单眼复视通常是由眼球屈光表面不规则引起的。从前至后各个屈光介质表面均可引起，包括干眼、角膜上皮细胞不规则、基质瘢痕、屈光手术、未矫正的屈光不正和早期白内障。非光学因素（例如视网膜不规则）是极为罕见的。诊断的关键步骤是观察在使用针孔遮光板时，复视能否改善，因为光学原因导致的单眼复视加小孔后通常会减轻或者消除。如果加针孔遮光板后，复视依旧，那么可能是视网膜出现问题，或者可能是包括伪盲在内的更复杂的视皮层问题。另一个有用的方法是视网膜检查法，可以用于客观地评估眼球屈光表面的不规则程度。随后进行验光；矫正屈光不正通常足以减轻或解决问题。

C. 在这个病例中，针孔遮光板能消除复视，但是屈光矫正不能改善症状。虽然有轻度睑缘炎，但没有干眼——泪膜看起来是完整的。你应给予什么治疗？

即使患者没有干眼或者明显的睑缘炎，你也可以尝试治疗，同时防止角膜表面有轻微的不规则。在一些病例中，毛果芸香碱眼药水收缩瞳孔，覆盖了不规则的区域，虽能改善症状，但副作用很明显，因而通常禁止使用。如果问题出现在晶状体，白内障手术可帮助改善，但手术往往不是必须的。对于多数患者，只要解释这是光学问题而不是脑肿瘤的表现，患者就会非常满意，不需要进行额外的治疗。

上午的第二个患者是 Dee Plopia，她是一名 46 岁女性，也患有复视。在这个病例中，Dee 认为复视发生于 6 个月前你给她更换眼镜前后，但也可能是她已患有复视好几年了。你测量新眼镜时发现：

  OD：−2.00−1.00 × 72

  OS：−1.50−0.50 × 93

  渐进下加 +1.25 D OU

患者配戴新眼镜时，每眼视力为 20/15，近视力为 J1+。上次就诊时戴着旧眼镜，每眼视力为 20/30。复视类型为双眼复视。戴镜遮盖试验提示右眼上斜视 4 PD，同时左侧注视加重，头向右倾斜加重。应考虑进行哪一项检查？

在这个病例中，患者似乎患有右眼上斜肌麻痹。但是为什么突然加重了呢？你应检查她的旧眼镜。检查时，你发现旧眼镜的右镜片实际上有 3 PD 三棱镜基底向下作用。你在验配新眼镜时，忘记加上等量的三棱镜了，因为你从来没有测量旧眼镜的三棱镜屈光力。配镜后引起斜视的其他原因可能包括：新镜片中无意加入的三棱镜，负屈光力太多或正屈光力太少引起调节性内斜，或者双光眼镜子镜片屈光力改变引起的看近时调节负担增加。

下一个患者是 Noah Win，他是一名 65 岁老工程师。和前一个患者相比，他对新眼镜更加不满意（上个月验配的）。你首先想到了上次验光时，你一定是改变了他柱镜的屈光力或者轴向。你测量旧镜片和新镜片，但是令你奇怪的是，新镜片和旧镜片的屈光力一模一样，戴镜后视力也一样——双眼视力均优于 20/20。既然新镜片和旧镜片的处方一样，那么是什么原因导致患者对新眼镜不满意？你应如何检查这些问题？

根据上述问题，检查镜片的屈光力、柱镜和轴向后，检查三棱镜屈光力。这可能是由于光学中心位置不当，无意中增加的三棱镜屈光力。用透镜测量计比较新旧镜片的基弧——一些患者在更换新镜架改变镜片基弧时，会有不适主诉，这可能由于新镜片的放大率有改变。当你使用透镜测量计时，确定新旧镜片的柱镜度都是磨制在镜片的内表面。检查新镜片的镜眼距离是否不同，或者是否由于某些损坏导致镜片戴在患者脸上的位置不同。检查镀膜和色泽——也许这次没加抗反射镀膜。再次检查双光子镜片的屈光力，确定下加的方式是否改变——即平顶或者圆顶，子镜片高度是否改变或者细微改变，渐进镜片的品牌是否改变。

这时，你比门诊预计时间晚了 45 分钟，你的下一个患者是一名 30 岁女性，她是新患者，她双眼屈光矫正后均不能达到 20/50。在散瞳检查视力下降的原因之前，你会采取什么措施来确定这不是屈光问题？

首先，给予最佳屈光矫正后再次检查针孔遮光板视力。如果视力没有提高，那么她很可能有器质性病变。但如果视力提高了，说明仍有屈光问题导致视力异常。注意，自动验光仪在这些病例中也可能会不准确；没有其他方法可以代替配戴最佳矫正镜片后检查针孔遮光板视力。如果针孔遮光板视力提高，那么可试图用更高的屈光力，通过手持 Jackson 交叉柱镜来调整主观验光结果。对于 20/50 视力的患者，当你翻转综合屈光检查仪上 ±0.25 D 交叉柱镜时，患者的视力不佳，不能察觉清晰度的改变。如果这个检查没有帮助，那么可通过视网膜镜反射寻找不规则散光，方法在上文已提到。如果存在不规则散光，戴接触镜后可再做验光检查。如果针孔遮光板视力没有改变，那么需要注意几个简单的问题：确定室内视力表校准正确，并且照明适当。检查双眼视力，以防存在潜在的眼球震颤。

你现在比门诊时间表晚了 1 个小时，你的下一个患者是一位 38 岁男性，主诉头痛，眼睛也不舒服。他一直都戴着相同的低度近视眼镜至少 3 年。你几乎要喊出来"头痛？你想跟我谈论头痛？我现在就头痛欲裂，你这是火上浇油！"。当你抑制住了喊叫的冲动，诊断患者头痛（headache）和视疲劳（asthenopia）患者时，应考虑哪些屈光问题？

针对这名患者，注意事项和你上午看诊的其他患者十分类似。执行遮盖试验检查隐斜或显斜视。检查显性折射和近视力。此病例中最关键的检查是散瞳验光。患者如果有潜在的远视，那么随着他逐渐进入老视的年龄，他将会面临更多的麻烦；或者他可能是近视过矫，即便以前他一直耐受良好，但是随着年龄增长，他调节幅度有所下降，于是他现在遇到了麻烦。

19

重要公式

最基本的公式

焦距

$$f = \frac{1}{D}$$

$f =$ 焦距，单位是米

$D =$ 透镜屈光力，单位是屈光度（D）

聚散度公式

$$U + D = V$$

$U =$ 进入透镜光线的聚散度（物的光线）

$D =$ 透镜增加的聚散度（透镜的屈光力）

$V =$ 离开透镜光线的聚散度（像的光线）

普伦提西公式

$$PD = h \times D$$

$PD =$ 三棱镜屈光力

$h =$ 偏离光学中心的距离，单位为厘米 (cm)

$D =$ 透镜的屈光力

等效球镜

$$SE = Sph + \frac{1}{2}\,Cyl$$

SE= 等效球镜度

Sph= 球镜度

Cyl= 柱镜度

放大率公式

视网膜物像高度

$$\frac{物的高度}{视网膜像的高度} = \frac{物距节点的距离}{17\ mm}$$

框架眼镜放大率

$$M_{框架眼镜} = 2\%/D$$

（假设镜眼距离为 12 mm）

横向放大率

$$M_{横向放大率} = \frac{像的距离}{物的距离}$$

间接检眼镜的透镜放大率

$$M_{间接检眼镜} = \frac{D_{眼}}{D_{透镜}} = \frac{60}{D_{透镜}}$$

117

轴向放大率

$$M_{\text{轴向}} = M^2_{\text{横向}}$$

简单放大镜

$$M_{\text{简单放大镜}} = \frac{D}{4}$$

D= 透镜屈光力

标准参考距离 =1/4 m=0.25 m

如为非标准参考距离，将之代替 1/4 m 作为新的参考距离。

望远镜

$$M_{\text{望远镜}} = \frac{D_{\text{目镜}}}{D_{\text{物镜}}}$$

屈光力公式

球面的屈光力

$$D_s = \frac{(n'-n)}{r}$$

D_s= 球形表面的屈光力

$(n'-n)$ = 折射率的差异

r = 球形表面的曲率半径

确定屈光力的正负时，假设为长方形。

薄透镜浸泡在液体中的屈光力

$$\frac{D_{air}}{D_{fluid}} = \frac{(n_{IOL} - n_{air})}{(n_{IOL} - n_{fluid})}$$

D_{air}= 透镜在空气中的屈光力

D_{fluid}= 透镜在液体中的屈光力

n_{IOL}= 薄透镜的折射率

n_{fluid}= 液体的折射率

n_{air}=1.000

球形镜面的反射屈光力

$$D_{反射} = \frac{1}{f} = \frac{2}{r}$$

$D_{反射}$= 镜面反射屈光力

f= 焦距

r= 曲率半径

人工晶状体屈光力（SRK 公式）

$$D_{IOL} = A - 2.5\,L - 0.9\,K$$

D_{IOL}= 正视眼人工晶状体屈光力

A=A 常数

L= 眼轴长度（单位：mm）

K= 角膜曲率读数（单位：D）

如果为屈光不正，人工晶状体每改变 1.5D，可产生 1D 屈光不正。

对于过短或过长的眼轴，A 常数的修正值见表 11-1（SRK Ⅱ）。

中英文专业词汇索引